Politik und Kosmos

Hinführung zum Eigentlichen durch den Kontrast

Günter Kratzel

Rethra Verlag

1. Auflage 2006
Rethra Verlag

Rethra Verlag GbR (K. & V. Harsch), Neubrandenburg 2006
Druck und Bindung: Steffendruck, Friedland.
Printed in Germany
ISBN 3-937394-19-2   ISBN 978-3-937394-19-0

Die Beiträge geben ausschließlich die Meinung der Autoren wieder.

Besuchen Sie uns im Internet: http://www.rethra-verlag.de und http://www.rethra-shop.de

Politik und Kosmos

Günter Kratzel

Rethra Verlag

*Für meine Frau Waltraut als Zeichen
des Dankes für ein gemeinsames Leben
in kosmischem Bewußtsein.*

Günter Kratzel

Politik und Kosmos

Hinführung zum Eigentlichen durch den Kontrast

Einleitung

Zweck dieser Publikation ist es, den angesichts des hochthematischen kosmosphysikalischen und des aktuellen grenzwissenschaftlichen Forschungsstandes grotesken Geozentrismus, vor allem von Politik, deutlich zu machen, eine durch Fernsehen und Presse perpetuierte und täglich stabilisierte Blickverengung, die das Erkennen des einzig möglichen Auswegs aus dem planetarisch drohenden "clash of civilizations" blockiert. Verhindert wird die Wahrnehmung des kulturkreisübergreifenden gemeinsamen kosmischen Schicksals der Menschheit, nicht zuletzt das Erkennen der Gemeinsamkeit ihrer geistig-existentiellen Grundfragen, der Fragen nach dem Woher, Wohin und Wozu des Menschen und damit nach dem Sinn unseres - freilich nicht nur unseres menschlichen - Daseins, Fragen, aus denen - was heute wohl kaum noch jemandem bewußt ist - alle Menschheitskultur kulturkreisunabhängig hervorgegangen ist, Fragen, für deren Beantwortung heute großartige transmaterialistische, nichtnihilistische spitzenwissenschaftliche Daten vorliegen.

Der Kontrast wird anhand von fünf (bislang unveröffentlichten) Vorträgen veranschaulicht, die der Autor zwischen 1985 und 2006 in öffentlichen Veranstaltungen hielt. Zur Kontrastierung habe ich für den politischen Bereich drei Themen ausgewählt, die mehrere Jahrzehnte ganz wesentlich im Zentrum der Aufmerksamkeit kritisch denkender bzw. politisch interessierter Zeitgenossen gestanden haben und auch teilweise heute noch stehen. Es sind dies der jahrzehntelange sog. "Ost-West-Konflikt", die sog. "Achtundsechziger-Bewegung" und der vom Kainsmal der verfassungswidrigen "political correctness" gezeichnete politische Zeitgeist der Bundesrepublik Deutschland. Es folgt sodann ein gleichsam brückenfunktioneller Text, der die menschliche und damit existentielle Komponente der Publikationsthematik extrem konkret akzentuiert und mit seiner knappen "Erkenntnisbilanz" am Schluß zum fünften Text mit dessen kosmischen und grenzwissenschaftlichen Spitzenforschungsdaten überleitet. Dieser letzte Vortragstext behandelt die im 20. Jahrhundert stattgehabte fundamentale Kurskorrektur des hochthematischen wissenschaftlichen Denkmusters in postmaterialistischer Richtung. Dabei geht es um jenen von den führenden Köpfen der Naturwissenschaften, vor allem der Physik, bewirkten fundamentalen, weil die geistig-existentielle Befindlichkeit des Menschen im Innersten betreffenden Paradigmenwechsel, der den Wiederanschluß des europäischen Kulturkreises an die stets transzendenzoffen gebliebene Geistesgeschichte der außereuropäischen Kulturkreise eingeleitet hat. Ein paradoxes Charakteristikum dieses Epochenwechsels ist die von materialistischen Interessen und von Mangelinformation bestimmte zeitgeisttypische Ignoranz der das Massenbewußtsein prägenden Kräfte, nicht zuletzt in Fernsehen und Printmedien, aber auch mangelinformierter Wissenschaftler, gegenüber dem revolutionären postmaterialistischen Datenmaterial, das einen einzigartigen, kulturkreisüberschreitenden geistigen Aufbruch ermöglicht und daher auch politisch im menschheitlichen Interesse umgesetzt werden könnte, wenn dem nicht der weltmachtpolitisch orientierte und extrem materialistisch-nihilistisch eingestellte "Globalismus" - eine Mogelpackung der ganz besonderen Art - entgegenstünde.

Der letzte Text versucht daher, die Dramatik des postmaterialistischen Paradigmenwechsels von seinem Ursprung her verständlich zu machen, befaßt sich aus diesem Grunde vor einer eingehenderen Darstellung der Komponenten dieses verheimlichten Epochenwechsels mit den zentralen Wirkungsfaktoren "christlich-abendländischer" Geistesgeschichte der Vor- und Frühmoderne sowie der sog. "Aufklärung", die - ungeachtet ihrer unbestreitbaren Verdienste - den europäischen Kulturkreis in die materialistisch-nihilistische Sackgasse führte. Die hochdramatische Dialektik des geistesgeschichtlichen Prozesses führte dann, für die Materialisten absolut unerwartet, zu jener neuen "Transzendenzoffenheit" im europäischen Kulturkreis, von welcher der berühmte Hamburger Physiker Pascual Jordan bereits kurz nach dem Zweiten Weltkrieg sprach, die aber - aus Gründen, die im Vortrag angesprochen werden - nur sehr zögernd in das Bewußtsein unserer Mitmenschen einzudringen beginnt.

Mit Nachdruck ist darauf hinzuweisen, daß die Darlegungen keinerlei Formeln enthalten, sondern die hinter ihnen stehenden Sachverhalte allgemeinver-ständlich beschreiben. Das vorgelegte, wissenschaftlichen bzw. wissenschafts-journalistischen Quellen entstammende Datenmaterial ermöglicht es, vor allem die jüngeren Generationen von der völligen Unhaltbarkeit des nihilistischen Materialismus zu überzeugen und ihnen zugleich eine solide, wissenschaftlich fundierte Grundlage für ein transweltoffenes und nur dadurch auch wirklich sinnvolles Leben zu vermitteln.

DER OST-WEST-KONFLIKT ALS GEISTIGE HERAUS-
FORDERUNG

Die Bundesrepublik Deutschland in der historischen Bewährungsprobe der demokratischen Zivilisation

Seit Jahrzehnten sind wir Bürger der Bundesrepublik Deutschland geradezu täglich Zeugen der dramatischen Auseinandersetzung zwischen den sowjet-marxistischen Diktaturen unter der Führung Moskaus und den demokratisch organisierten Gesellschaften des Westens, Zeugen eines zentralen Weltkonfliktes, der in seiner Qualität geschichtlich gesehen als ein Jahrtausendkonflikt bezeichnet werden kann. Eine sich der Stärke ihrer Positionen, ihrer Argumente, ihres Handlungspotentials, ihrer weiteren unerschöpflichen Möglichkeiten bewußte demokratische Gesellschaft hat keinen Anlaß, in dieser geschichtlichen Bewährungsprobe zu verzagen. Aber: Kennt diese demokratische Gesellschaft eigentlich die Stärke ihrer Positionen, die Stärke ihrer geistigen Fundamente und des ihnen innewohnenden Handlungspotentials, ist sie auch fähig und bereit, dieses Potential wirksam einzusetzen, begreift sie ihre Verantwortung vor der Geschichte der Zivilisation, kennt sie ihre sittlichen Verpflichtungen, derer sie sich nur dann voll bewußt sein kann, wenn sie die g e i s t i g e n Positionen des Kontrahenten zur Kenntnis nimmt, sie weder verharmlost noch verdrängt, kennt sie also die einzigartige geistige Qualität dieses Konfliktes? Hier sind Zweifel leider nicht unbegründet und dem Mutzuspruch muß sogleich die Warnung folgen: die Warnung, diesen zentralen Weltkonflikt nur noch als Supermacht-konflikt zu sehen oder gar nur als einen ökonomischen Konflikt zu begreifen, der mit ökonomischen Mitteln bewältigt werden könnte, oder ihn gar - der modischen Differenzierungsverweigerung Folge leistend - als einen Konflikt im großen und ganzen gleichartiger Gegner aufzufassen, die im Grunde in gleicher Weise einen Interessenausgleich erstrebten, die östliche Seite nicht zuletzt wegen der dort zweifellos zu beobachtenden innenpolitischen Probleme, vor allem der wirtschaftspolitischen und der Nationalitätenprobleme. Dieser unentschuldbaren Differenzierungsverweigerung leistet auch Günter Grass - freilich sehr eloquent, aber um so verführerischer - in seinem politischen Opusculum "Widerstand lernen" Folge (1984), wenn er u. a. nur noch zwei Großmächte sieht, "die nicht fähig sind, ihrer hauseigenen Mißstände Herr zu werden, die - jeweils Opfer ihrer abgewirtschafteten Ideologie (!) - nun den Konflikt außer sich, in weltweiter Konfrontation suchen, wobei sie ihre Verbündeten jeweils als Satelliten mißbrauchen" (S.81). Nein, nur wer von einer elementaren euro-amerikanischen Gemeinsamkeit ausgeht, kann die Qualität des Ost-West-Konfliktes adäquat erfassen, sofern er nicht der weiteren Versuchung erliegt, diesen Konflikt synchronistisch, rein gegenwartsbezogen zu definieren und die historische sowie - aus Tabugründen - die ideologisch-systemare Komponente auszuklammern. Die heute bei vielen politikwissenschaftlichen Konfliktlösungsmodellen zu beobachtende gegenwartsbezogene, auf sozialwissenschaftliche, ökonomische und sicherheitspolitische Analyse verengte Betrachtungsweise läßt die eigentliche Basiskomponente des Konflikts - die historische und die eng mit ihr verflochtene systemare Komponente - unberücksichtigt und argumentiert damit unweigerlich am fundamentalen Charakter des Konflikts vorbei, zumal nur diese Basiskomponente ihn als einen geistig fundierten erkennen läßt. Freilich, daß diese verengten synchronistischen, rein gegenwartsbezogenen Entspannungstheorien diese Basiskomponenten ausklammern oder nicht als solche akzeptieren, ist nicht nur auf der Theorieebene aufschlußreich; denn diese Basiskomponenten erschweren natürlich eine "kooperative" Konfliktlösung im Sinne des sowjetischen Begriffes von Kooperation und erfordern - horribile dictu - jene Bereitschaft zu kämpferischer geistiger Selbstbehauptung, deren Manifestation in unserer Republik nicht als Tugend des streitbaren Demokraten, sondern als faschistoide Todsünde des plumpen Antikommunismus, des kalten Kriegertums oder gar des "Revanchismus" gilt. Die subtilen intellektuellen Gedankengänge dieser Konfliktlösungstheorien sollen überhaupt nicht bestritten werden, allein, man wird den Verdacht nicht los, daß sich hier beunruhigenderweise nun auch schon im theoretischen Bereich freilich sehr subtile, aber eben Erosionserscheinungen als Wirkung des bei uns offenbar längst verinnerlichten Antikommunismustabus zeigen, zumal sich diese gegenwartsbezogenen Kommunikations-, Kooperations-, Koexistenz-, neofunktionalistischen Modelle (wie auch immer sie genannt werden) im Grunde nur als unterschiedlich akzentuierte Konvergenzmodelle erweisen, also als solche, die die Konfliktlösung von einem allmählichen Aufeinanderzugehen der Systeme infolge vor allem ökonomisch-technologischer Zwänge und einer schließlichen Gleichwerdung der Systeme erwarten. Hier nun wird klar sichtbar, daß, wer die historisch-systemare Basiskomponente ignoriert, in Gefahr gerät, eine sowjetmarxistische Konfliktlösungsbereitschaft anzunehmen, die es nicht gibt und mit Begriffen zu operieren, die nicht für beide Seiten gelten, was unweigerlich zu falschen Schlußfolgerungen führt. Wer sich jedoch den Blick auf diese alles entscheidende Basiskomponente nicht trüben läßt - und sie schlägt ja immer wieder (wenn auch kurzfristig) bei enttäuschenden sowjetmarxistischen Politaktivitäten in das bundesrepublikanische Bewußtsein -, der kommt nach so vielen Jahrzehnten leidvoller Erfahrung - von der Berlin-Blockade über die Kubakrise bis zur Okkupation Afghanistans - um die Erkenntnis nicht herum, daß wir es hier in der Tat mit einem in der Geschichte in dieser Qualität bisher nicht dagewesenen Zivilisationskonflikt zu tun haben, und zwar zwischen demokratischer Zivilisation im weitesten Sinne des Wortes einerseits und einer in der Geschichte bisher nicht aufgetretenen Antizivilisation, jener des Realkommunismus, die der emigrierte Sowjetphilosoph und Logiker A. Sinowjew so bedrückend eindrucksvoll analysiert hat, mit einem wahrhaft fundamentalen Konflikt, der - und wenn man sich noch so sehr dagegen sträubt – letzten Endes eben doch in metaphysische Grundpositionen hinabreicht, einem Konflikt, der sich auch innerhalb unserer Gesellschaft abspielt, ja, in jedem einzelnen von uns, freilich ohne daß dies allenthalben in das Bewußtsein unserer Bürger gedrungen wäre oder gar durch die Medien, vor allem das Fernsehen, in das Bewußtsein gehoben würde. Eher scheint das Gegenteil der Fall zu sein. Will man daher die geschichtlich völlig einzigartige geistige Qualität dieser Herausforderung begreifen, so muß man sich die historische und die systemare Basiskomponente des Konfliktes vergegenwärtigen, und zwar erstens Umstände und Wirkung der Marxismusrezeption gerade in Rußland im letzten Drittel des für Rußland geistesgeschichtlich so entscheidenden 19. Jahrhunderts - die historische Komponente der Konfliktbrisanz - und zweitens die totale Aufkündigung des Zivilisationskonsenses durch die etablierte sowjetmarxistisch-leninistische Antizivilisation - die systemare Konfliktkomponente -, mit der ich mich etwas eingehender befassen möchte. Zuvor das Wichtigste zur historischen Komponente. Hier liegen die Ursachen der Konfliktbrisanz zweifellos in der gerade durch die Russen unter den schwierigen sozioökonomischen Bedingungen ihres Landes im ausgehenden 19. Jahrhundert erfolgten Rezeption des Marxismus, zugleich innerlich in der für das Verhältnis von Theorie und Praxis im Sowjetmarxismus so ungeheuer folgenreichen Sprengkraft der Hegelschen Dialektikkomponente. Sie liegen vor allem darin, daß die Russen, die erst im 19. Jahrhundert in breitere und engere Berührung mit westeuropäischer Philosophie kommen, fast völlig unvorbereitet, d.h. ohne auf jahrhundertelange philosophische Denktraditionen oder Denkschulung westeuropäischen Zuschnitts zurückgreifen zu können, zunächst mit dem explosiven Gedankengut Hegels kontaktieren - wenn man vom wesentlich bescheideneren Einfluß Schellings absieht - und bald darauf die Marxrezeption in einer Epoche scheinbar endgültigen Triumphes materialistischer Naturwissenschaft vornehmen. So ist es wenig verwunderlich, wenn die intellektuelle marxistische Avantgarde Rußlands - religionsfeindlich und wissenschaftsgläubig geworden - im Marxismus die letzte, wissenschaftliche Lösung der Welträtsel erblickt, während der Marxismus in Westeuropa aufgrund der dortigen Denktraditionen zwar politische Reformbestrebungen hervorruft oder begleitet, aber schon bald eine eher akademische Debatte bewirkt. Dies ist jedoch nur ein Teilaspekt der Genese der Konfliktbrisanz; denn zugleich sollte man sich klarmachen, daß Sowjetmarxismus eben mehr ist als Marxismus-Leninismus. Sowjetmarxismus ist nun einmal natürliches Produkt russischer Geistesgeschichte, also ein - allerdings explosives und durchaus regenerierbares - Gemisch aus traditionell antiwestlich-hegemonialem Messianismus teils religiösen, teils chauvinistischen Charakters und einem an russische Bedingungen angepaßten, zugleich pervertierten Marxismus - man denke an die revolutionäre Elite, den Zeitpunkt der Revolution, die Entmachtung der Räte, die Einrichtung von Bürokratie, Geheimpolizei und Armee, die Konsolidierung statt Abbau des Staates - genannt Leninismus, alles durchwirkt von jenem traditionellen, dem Westen fremden russischen Kollektivismus, in dem sich die rechtgläubig-personalen Elemente niemals durchzusetzen vermochten, ein brisantes Gemisch, das seine eigene geschichtliche Dynamik entwickelt hat und das die aus der westlich-lateinischen Welt stammenden, im personalen Denken wurzelnden, einem transzendenten Telos gegenüber offenen Gesellschaftsformen demokratisch-rechtsstaatlicher Organisation, aber auch andere nichtsowjetische Gesellschaften ablehnt, bedroht, bekämpft. Vergegenwärtigt man sich ferner im Zusammenhang mit dieser Skizze der historischen Konfliktkomponente im Hinblick auf die realkommunistische Gegenwart, daß die Menschen des Sowjetstaates die Außenwelt durch ein Tag für Tag und Jahr für Jahr sorgsam von zentralistischen Medien gepflegtes Zerrbild wahrnehmen, durchwirkt von subtilem Haß, dem wahren Lebenselement des Marxismus, und nicht zuletzt die totale Abkoppelung der Staatsdoktrin von transzendenten Rückbindungen, das Ganze in gefährlichstem militärischem Aufputz, so wird einem bewußt, was sich die Verantwortlichen unserer Gesellschaft stets vergegenwärtigen sollten, wenn sie mit östlichen Vertretern kontaktieren. Haben sich alle unsere Verantwortlichen dies stets vergegenwärtigt, von der systemaren Komponente gar nicht zu reden, deren Bewußtmachung nicht minder wichtig ist? Hier steckt die Ursache der Konfliktbrisanz nicht im ideologischen Faktum als solchem, denn konkurrierende Ideologien hat es in der Geschichte immer schon gegeben, sie steckt vielmehr in der Ungeheuerlichkeit des Grundwertedissenses beider Gesellschaften. Dieser Dissens enthüllt sich in der Theorie bei einem Vergleich der die beiden Gesellschaften fundierenden Grundprinzipien und in der Praxis in den Konsequenzen des diesen Prinzipien inhärenten bzw. aus ihnen abgeleiteten Zivilisationskonzeptes. Vergegenwärtigt man sich nun die Lehrsätze der in der Verfassung (Artikel 6) verankerten Staatsdoktrin, ferner die dort gleichfalls verankerte Rolle der KPdSU sowie den auch dem Nichtjuristen sich rasch offenbarenden quasirechtsstaatlichen Charakter dieser Verfassung selbst, informiert man sich schließlich anhand ostrechtlichen Untersuchungsmateriales über die dortige Verfassungswirklichkeit, so erkennt man ohne große Mühe die Zivilisationsgegenläufigkeit dieser Antizivilisation. Versteht man unter dem Zivilisationskonsens jene aus vielen Jahrtausenden menschlicher Kulturgeschichte allmählich hervorgewachsene, ganz allgemeinmenschliche Übereinstimmung der verschiedensten Völker und Gesellschaften darüber, die zwischenmenschlichen und die zwischenstaatlichen Beziehungen mit Hilfe von Verträgen und Institutionen dauerhaft und bindend zu regeln und sie zugleich nicht von parteilicher Willkür abhängig zu machen und dem Primat der Politik zu überantworten, also den Primat des Rechtes durchzusetzen, ferner den Machtmißbrauch der Herrschaftsinstanzen auf ein Minimum zu reduzieren und ihm nicht durch Gewaltenkonzentration Tür und Tor zu öffnen, durch kollektive Schutzeinrichtungen dem einzelnen Individuum Sicherheit oder wenigstens das Gefühl erhöhter Sicherheit und Freiheit zu geben, statt Rechtsunsicherheit walten zu lassen oder trotz Rechtsklarheit nicht auch Rechtssicherheit zu gewährleisten, so ist dieser Konsens mit dem Zivilisationskonzept des Sowjetmarxismus völlig unvereinbar, was im Detail nachweisbar ist, wie wir gleich sehen werden. In seinem Machtbereich gilt als oberstes Prinzip kommunistischer Moral die Parteilichkeit und daher in allen Lebensbereichen der Primat der Politik, am signifikantesten und (für die Menschen) fühlbarsten der Primat der Politik vor dem Recht. Zu beachten ist, daß sich die repressive Eigendynamik sowjetmarxistischer Staatsdoktrin auch in einer Zeit abnehmender Faszination weiterhin behauptet und eine völlig ungebrochene Legitimationskraft im Dienste der herrschenden Klasse erkennen läßt, und sie leistet von Vietnam bis Nicaragua ihre Dienste im Interesse der "perestrojka", des "mirovoj revoljucionnyj process", wie die Weltrevolution - nachlesbar in "Lehrbuch des wissenschaftlichen Kommunismus" - heute genannt wird und sie findet dort im übrigen ähnlich aufnahmegünstige materielle und ideelle Bedingungen vor, wie sie im vorigen Jahrhundert in Rußland herrschten. Zugleich muß im Hinblick auf die Sowjetunion davor gewarnt werden, zwischen dem System und den Menschen in falscher Weise zu unterscheiden und die Identifikationsbereitschaft der Sowjetbürger zu unterschätzen, für die die Geschichte seit den dreißiger Jahren in wachsendem Maße das Identifikationspotential bereitstellte, was nicht zuletzt Stalin wußte und - z.B. im Zweiten Weltkrieg - instrumentalisierte. Im Gegensatz hierzu gehört in unserer Republik Identifikationsbereitschaft in einem bedenklichen Umfang und Grade bereits zu den von bestimmten politischen Kräften geschaffenen Tabus, die das geistige Immunsystem der Republik lahmlegen sollen. Von ihnen wird noch die Rede sein. Auf der anderen Seite haben die fast 70 Jahre Sowjetismus einen bestimmten Typ des Sowjetmenschen hervorgebracht und ihm einen längst verinnerlichten politischen Primitivkatechismus vermittelt. Dieser steht in Wechselwirkung mit den von Sinowjew beschriebenen zivilisationsgegenläufigen Verhaltensnormen kommunistischer Gesellschaft und verbindet trotz offenbar wachsenden ideologischen Desinteresses Hoteldiener und Zimmerfrau mit dem Generalsekretär, und er verleiht dem System schon an der Basis eine Stabilität, die man nicht für möglich hält, wenn man das, was das System der Masse der kleinen Leute an Minimallebensstandard bietet, nicht kennt oder nicht zur Kenntnis nimmt, für die Bevölkerung mancher Entwicklungsländer ein nicht zu unterschätzendes Angebot, das der Westen endlich einkalkulieren sollte. Vergegenwärtigt man sich zugleich die systemstabilisierende Funktion der durch Privilegien bzw. Superprivilegien korrumpierten Nomenklatura aller Ebenen sowie die in der Logik des Systems liegende Tatsache, daß gerade nicht demokratisierungsbereite Charaktere, sondern Personen mit systembejahender, weil dafür honorierter Einstellung - also durch Gegenauslese - in die systemtragenden Positionen gelangen, so begreift man, daß ein Ende dieses Zivilisationskonfliktes kaum abzusehen ist.

Damit kommen wir nun zur Veranschaulichung der einzigartigen Qualität dieses Konfliktes am Beispiel grundlegender zivilisationsgegenläufiger Elemente und Mechanismen sowjetmarxistischer Gesellschaft, und zwar am Beispiel des alles fundierenden Rechtsbereiches, um ganz konkret zu zeigen, was unter dem Bruch des Zivilisationskonsenses zu verstehen ist. Während in der demokratischen Zivilisation der politische Prozeß der Gesellschaft durch das Recht seine Begrenzung findet, also der Primat des Rechtes v o r der Politik zum Grundkonsens gehört, wird im sowjetkommunistischen Staat zivilisationsgegenläufig das Recht durch die Politik determiniert. Es ist Instrument im Dienste der sowjetmarxistischen Ideologie und das heißt der Partei als Sachwalterin dieser Ideologie mit ihrem unanfechtbaren Erkenntnis-, Interpretations- und Führungsmonopol. Recht wird hier nicht nach zivilisatorischen, und das heißt verbindlichen, verläßlichen Regelungen angewendet, sondern in Gestalt der sog. "sozialistischen Gesetzlichkeit" nach den jeweiligen politischen Zweckmäßigkeitserwägungen. Kommunistisches Recht bindet zwar, aber diese Verbindlichkeit liegt nicht in ihm selbst, sondern in der Parteilichkeit, aus der es stammt und auf die es fundiert. Beobachtet man nun die Verfassungsentwicklung der Sowjetunion, so kann man auch als Nichtjurist leicht feststellen, daß der zivilisationsgegenläufige Schub des Roten Oktober nicht nachgelassen hat, sondern in Artikel 6 der Verfassung von 1977 in unüberbietbarer Deutlichkeit sichtbar geblieben ist: "Die führende und lenkende Kraft der sowjetischen Gesellschaft, der Kern ihres politischen Systems, der staatlichen und gesellschaftlichen Organisationen ist die Kommunistische Partei der Sowjetunion..." Und weiter: „Ausgerüstet mit der marxistisch-leninistischen Lehre bestimmt die Kommunistische Partei die allgemeine Perspektive der Entwicklung der Gesellschaft, die Linie der Innen- und Außenpolitik der UdSSR, leitet sie die große schöpferische Tätigkeit des Sowjetvolkes und verleiht seinem Kampf für den Sieg des Kommunismus einen planmäßigen, wissenschaftlich begründeten Charakter." Und da behauptet Herr Bastian, aus den gegenwärtigen Erklärungen sowjetischer Staatsmänner sei ein Abrücken von den Proklamationen der Frühzeit des Kommunismus abzulesen. Hier haben wir jedenfalls eine "Blankovollmacht der Herrschaftsausübung" vor uns (wie sich der Ostrechtler Georg Brunner ausdrückt), die aus der ideologischen Lehre nun auch in den Verfassungstext übernommen wurde, während der eigentlichen Dauermachtträger - ZK-Sekretariat und Generalsekretär, Politbüro - man müßte auch hier eigentlich sagen "zivilisationsgegenläufig" nicht in der Verfassung auftauchen, vielleicht beim nächsten - zivilisationsgegenläufigen - Schub. Was sodann die auch in der sowjetischen Verfassung vorfindlichen Grundrechte betrifft, so sind sie infolge der ideologisch vorausgesetzten Interessenidentität von Sowjetbürger und Sowjetstaat nicht als Grundrechte im Sinne demokratischer Zivilisation zu betrachten, die dem Bürger Freiheit v o m Staat garantieren könnten und sie können auch nicht eingeklagt werden, da es keine Verfassungsgerichtsbarkeit gibt. Sie werden schließlich total entwertet durch den allgemeinen Verfassungsvorbehalt von Artikel 39, Absatz 2: "Die Ausübung der Rechte und Pflichten durch die Bürger darf den Interessen der Gesellschaft und des Staates sowie den Rechten anderer Bürger keinen Schaden zufügen." Damit sind die Sowjetbürger der totalen Willkür der Behörden ausgeliefert. Angesichts solcher Tatbestände verwundert nicht, wenn die Sowjetjustiz eine offensichtlich pervertierte, aber durch das Parteilichkeitsprinzip zu rechtfertigende Interpretation des Artikels 50 praktiziert. Er lautet nämlich: "In Übereinstimmung mit den Interessen des Volkes und zwecks Festigung und Entwicklung der sozialistischen Gesellschaftsordnung werden den Bürgern der UdSSR folgende Freiheiten garantiert: Freiheit des Wortes, der Presse, der Versammlung, Demonstrationsfreiheit...". Die Sowjetjustiz interpretiert: Freiheit des Wortes usw. sind garantiert, s o f e r n dies im Interesse des Volkes liegt. Valerij Tschalidse, ein emigrierter Sowjetjurist, teilt in seinem Buch „Menschenrechte und Sowjetunion" (N. Y. 1974) mit, daß die Dissidenten Bukowski und Litwinow vergeblich dagegen protestierten.

Krasse zivilisationsgegenläufige Phänomene werden sichtbar, wenn man sich den sowjetbehördlichen Umgang mit Artikel 52 vergegenwärtigt. Danach wird „den Bürgern der UdSSR Gewissensfreiheit garantiert, d.h. das Recht, eine beliebige Religion zu bekennen oder keine Religion zu bekennen, religiöse Kulthandlungen zu vollziehen oder atheistische Propaganda zu betreiben. Feindschaft und Haß im Zusammenhang mit religiösen Glaubensbekenntnissen zu wecken ist verboten. Die Kirche in der UdSSR ist vom Staat und die Schule von der Kirche getrennt." Wie aber soll die Gewissensfreiheit garantiert sein, wenn ein Sowjetmensch laut Staatsdoktrin nur in Anerkennung der herrschenden kommunistischen Moral sittlich handeln kann, d.h. aus Einsicht in die Notwendigkeit des Bruchs mit der Religion, und es ihm doch riskant erscheinen muß, laut Artikel 52 den Bruch mit der Religion abzulehnen und die Maßstäbe für sein sittliches Handeln seiner Religion zu entnehmen, die laut Staatsdoktrin gerade nicht Quelle sittlichen Handelns sein kann? Der hier sichtbar werdende Widerspruch ist Folge eines tiefer liegenden Widerspruchs, nämlich zwischen dem ideologischen Persönlichkeitsbegriff – der auf Freiheit als Einsicht in die Notwendigkeit, also in die Unfreiheit basiert – und dem juristischen Persönlichkeitsbegriff, der den (Sowjet)-menschen im Sinne eines ideologiewidrig klassenfreien, abstrakten Freiheitsbegriffes als freies Wesen im Sinne der bürgerlichen Menschenrechtslehre auffaßt und ihn so überhaupt erst zum möglichen Träger von Rechten und Pflichten macht, also zu einem rechtsfähigen Subjekt, auf das auch ein zivilisationsgegenläufiger Realkommunismus nicht verzichten kann, wodurch dessen parasitäres Dasein offenbar wird, weil diese realkommunistische Gegenzivilisation eben ohne eine zwar pervertierbare, aber in einem spezifischen Sinne weiterhin gültige, klassenunabhängige, allgemeinmenschliche, „abstrakte" Wertsubstanz überhaupt nicht existenzfähig wäre. Stützen kann sich die repressive Praxis gegenüber den Gläubigen im Sinne der Staatsdoktrin gegebenenfalls auf das dialektische Konstrukt eines positiven und eines negativen Inhaltes des Gewissensfreiheitsbegriffes, wobei die staatliche Praxis für den Sieg des positiven Inhaltes – des Rechtes auf Atheismus – sorgt.

Ich führe die auch hier überdeutlich sichtbaren zivilisationsgegenläufigen Phänomene am Beispiel der religiösen Kindererziehung in der UdSSR vor und fasse die Ergebnisse der ostrechtlichen Forschungen, v. a. von Otto Luchterhand, zusammen. Zunächst müssen wir uns vergegenwärtigen, daß das sowjetmarxistische Dogma von der Identität der Interessen des Einzelnen und der Gesellschaft im Zusammenhang mit dem Primat der Politik vor dem Recht jeden Versuch vereitelt, den familiären Raum als eine Enklave zu betrachten, in der freie Persönlichkeitsentwicklung möglich wäre; denn in der Grundlagengesetzgebung über Ehe und Familie der UdSSR von 1969 heißt es u. a.: „Weitestgehende Festigung der sowjetischen Familie, die auf den Prinzipien der kommunistischen Moral gegründet ist", „endgültige Beseitigung der schädlichen Überreste und Gewohnheiten der Vergangenheit in den familiären Beziehungen" und v. a. „die elterlichen Rechte dürfen nicht im Widerspruch zu den Interessen der Kinder ausgeübt werden." Diese Interessen aber bestimmen nicht Vater oder Mutter, sondern der kommunistische Staat, und danach haben die Kinder ein Recht darauf, davor beschützt zu werden, „daß ihre kindlichen Köpfe mit religiösen Vorurteilen vollgestopft werden" - so das Volkskommissariat für Justiz bereits 1922. 1968 kommt es im Rahmen der erwähnten Familiengesetzgebung de jure und expressis verbis zu einem Verbot religiöser Kindererziehung in Artikel 18, in klarem Widerspruch zu Artikel 9 des Trennungsdekretes von 1918, das die Trennung der Kirche vom Staat und der Schule von der Kirche verkündet, aber private Religionslehre erlaubt hatte. Freilich, aufgrund von Artikel 6 des gleichen Trennungsdekretes darf sich niemand unter Berufung auf seine Religion der Erfüllung seiner Bürgerpflichten entziehen und diese wiederum verlangen ja gerade eine Erziehung im Geiste kommunistischer Moral. Andererseits ist das religiöse Erziehungsverbot formal wirkungslos wegen der von der UdSSR 1962 bzw. 1976 ratifizierten internationalen Pakte, in denen sie sich verpflichtete, u. a. „die Freiheit der Eltern bzw. gesetzlichen Vormünder zu achten, die religiöse und sittliche Erziehung in Übereinstimmung mit ihren eigenen Überzeugungen zu sichern." Somit ist religiöse Kindererziehung in der UdSSR zwar im Prinzip zulässig, aber kaum praktizierbar. Die Eltern riskieren nämlich den Entzug ihres Erziehungsrechtes und die Wegnahme der Kinder in ein staatliches Internat, wenn religiöses Verhalten von Kindern außerhalb der Wohnung beobachtet wird; denn aus dem religiösen Verhalten außerhalb der Wohnung wird auf die Anwendung von elterlichem Zwang geschlossen, und Anwendung von Zwang ist laut erwähnter Familiengesetzgebung von 1968 unzulässig, und zwar auch dann, wenn dieser Zwang sich im straf- bzw. familienrechtlich zulässigen Rahmen bewegt, der für nichtreligiöse Erziehung gilt. Dies wiederum bedeutet eine Diskriminierung religiöser Eltern und einen klaren Verstoß gegen die UN-Konvention von 1962. Im Falle der Uneinigkeit der Eltern schließlich bezüglich der religiösen oder nichtreligiösen Erziehung der Kinder entscheidet die Volksbildungsabteilung des lokalen Sowjetexekutivkomitees und sie muß aus Gründen kommunistischer Moral gegen den Willen des religiösen Ehepartners entscheiden.

Ein signifikant zivilisationsgegenläufiges Phänomen ist der Grundsatz der Verunsicherung der Gläubigen durch Nichtveröffentlichung von Instruktionen der Kirchenaufsichtsbehörden und Novellierungen des Staatskirchenrechts, ein Grundsatz, der noch nach 1959 praktiziert wurde und seitdem sogar de jure gegen die im gleichen Jahre beschlossene Veröffentlichungspflicht von Rechtsakten verstieß, so daß erst das Religionsgesetz von 1975 durch die Veröffentlichung der bereits seit 1962 geltenden, aber eben nicht veröffentlichten Novellierung – und trotz Festschreibung der repressiven Bestimmungen der Chruschtschow-Zeit – die Rechtssicherheit in grotesker Weise insofern verstärkt, als diese Bestimmungen durch ihre endliche Veröffentlichung die Gläubigen in die Lage versetzen zu wissen, wann sie im einzelnen überhaupt gegen die Kultgesetzgebung verstoßen.

Zu den eklatant zivilisationsgegenläufigen Phänomenen im geistigen Bereich gehört die sowjetische literarische Zensur, deren unglaubliche Details hier aus Zeitmangel nicht behandelt werden können. Es sei nur darauf hingewiesen, daß heute in der UdSSR sämtliche Druckerzeugnisse einer dreifachen Vorzensur unterliegen, die bei einer Neuauflage erneuert wird, sowie einer zeitlich unbegrenzten Nachzensur. Hierbei erstreckt sich die Zensur auch auf Werke der vorsowjetischen Epoche mit gravierenden Konsequenzen für sowjetische sog. „Gesamtausgaben". Im Verkehr mit dem Ausland findet eine zusätzliche Zensur statt, nicht selten mit umgekehrter Tendenz, um innersowjetische publizistische Liberalität vorzutäuschen. „Keine Geschichte der russischen Literatur", schreibt in einer Untersuchung dieses Phänomens der Kölner Slawist Wolfgang Kasack in der Zeitschrift „Osteuropa" 2/1985, „ist ohne Fälschung".

Unübersehbar sind die zivilisationsgegenläufigen Phänomene im außenpolitischen Bereich in Gestalt dutzender Vertragsbrüche und -verletzungen oder - besonders sichtbar - territorialer Beutenahme, von den baltischen Staaten und der versuchten Beutenahme Finnlands bis nach Afghanistan. Ein besonders krasses Beispiel ist der Angriff der UdSSR auf das bereits von Amerika besiegte Japan am 8. August 1945 zwecks ungehinderter Einverleibung territorialer Beute und ohne Rücksicht auf den am 13. 4. 1941 abgeschlossenen „Freundschafts- und Nichtangriffspakt". Unter die Rubrik der außenpolitischen Phänomene zivilisationsgegenläufiger Aktivität fällt u. a. auch die folgenreiche Mißachtung der Moskauer Grundsatzerklärung vom 29. Mai 1972, also in einer anhebenden Epoche euphorischer Entspannungserwartung, die Mißachtung einer gemeinsamen Erklärung der USA und der UdSSR über die beiderseitigen Beziehungen, in welcher Moskau mitunterschrieben hatte, daß „Bestrebungen, direkt oder indirekt einen einseitigen Vorteil auf Kosten des anderen zu erreichen, nicht im Einklang mit diesen Zielen stehen". Folge dieser forcierten, allen damaligen internationalen Entspannungshoffnungen hohnsprechenden Aufrüstung bzw. – im Bereich der Mittelstreckenwaffen – Vorrüstung, war die Neuaufnahme der amerikanischen Politik der Stärke bereits unter dem gutwilligen, dann aber gründlich desillusionierten Präsidenten Carter mit der weiteren Folge der von Breschnew inszenierten gigantischen Antiamerikanismus-Kampagne, die im Westen von gewissen Kräften – von gedankenlosen Mitläufern abgesehen – bis zum heutigen Tage weitergeschürt wird.

Hier treten nun – freilich nur als Spitze eines Eisberges – ganz unübersehbar jene Mechanismen zutage, die ich zivilisationsgegenläufig nenne und die gewisse Thesen und Analysen A. Sinowjews klar belegen. Natürlich sind zivilisationsgegenläufige Phänomene aller Art grundsätzlich in jeder Gesellschaft, auch in der demokratischen Zivilisation, vorhanden, aber nicht als konstituierende, nicht als systemtypische, d.h. die Primärnormen setzen sich hier stets auch gegen die Politik, u. U. auch gegen die Politiker, ja, sogar gegen Parlament und Regierung durch, sie gelten schlechthin, sie sind tatsächliche Primärnormen (man denke an das Parteispendenproblem). Nicht übersehen werden darf im Hinblick auf den Ost-West-Konflikt, daß diese rücksichtslose Steuerung zivilisationsähnlicher Scheinprimärnormen durch die nicht expressis verbis fixierten ideologischen Sekundärnormen, also die eigentlichen Primärnormen, international bewußt verschleiert oder – westlicherseits – nicht wahrgenommen wird, so daß bei Unkundigen ein gefährlicher Glaubwürdigkeitseffekt entsteht, man denke z.B. an die Beteiligung der Sowjetunion an internationalen Menschenrechtspakten, an das Helsinki-Abkommen oder, im religiösen Bereich, an die propagandistisch außerordentlich wirksame Indienstnahme des Moskauer Patriarchats in der ökumenischen Bewegung, schließlich an Breschnews Versicherung gegenüber Helmut Schmidt im Jahre 1978, die Sowjetunion werde sich mit den bis dahin aufgestellten 70 oder 80 SS-20-Raketen begnügen, weil dann ein annäherndes Gleichgewicht hergestellt sei, ein Verhalten, das aber ganz zweifellos auch anarchische Impulse in die internationale Kommunikation hineinträgt und in seiner zivilisationsgegenläufigen Schädlichkeit kaum überschätzt werden kann. Und so tritt der Kommunismus im Urteil A. Sinowjews „als Antipode der Zivilisation auf, als Negation ihrer Grundlagen und als deren Entartung" („Kommunismus als Realität", Zürich 1981, S.42). Und ich füge hinzu: Perversion aller zivilisatorischen Werte ist sein Grundzug. Da steht Logik im Dienste demagogischer Dialektik, Moral im Dienste von Parteilichkeit, Verfassung entartet zu einem Instrument der Repression, statt sie zu verhindern, Kontrolle wird zu Bespitzelung, die Kunst zu einem rein säkularen Zierrat, zu einer ornamentalen

Feiertagsveranstaltung, die Kunstwerke, so könnte man im Sinne Hegels sagen, werden zu Kunststücken entwertet, alle Kultur schließlich gerät zu einer v. a. außenpolitischen Propagandaveranstaltung, zu einem gigantischen Täuschungsmanöver, freilich auch Selbsttäuschungsmanöver sui generis. Und das Fundamentalste: Mit der militanten Eliminierung des wie auch immer in demokratischer Zivilisation wirksamen transzendenten Telos, mit dem per Verfassung kodifizierten, systematisch inszenierten Versuch, das natürliche Bewußtsein vom Mysterium des Seins und damit des menschlichen Daseins abzutöten, es als „Aberglauben" zu diffamieren, jenes Bewußtsein vom Mysterium, das im „thaumazein", im „Staunen" der altgriechischen Philosophie Quell und Ursprung einer nicht nur philosophischen Kultur wurde, mit der Proklamierung eines total immanenten Telos menschlicher Existenz und Kultur, mit der Verkündung des kommunistischen Anthropos, des sog. „Menschen neuen Typs" als Letztinstanz an Stelle Gottes wird der emanzipatorische Gedanke der Aufklärung ad absurdum geführt und alle Kultur, alle Zivilisation einem beispiellosen Perversions- und letztlich Zerstörungsprozeß ausgeliefert. Dieser Prozeß hat bereits in den Zivilisationsraum übergegriffen und läßt sich unter vielfachem Gewande aufspüren. Ich kann diese Phänomene aus Zeitmangel hier nur andeuten, doch ich möchte Sie fragen: Sind wir nicht etwa selbst seit Jahren dabei, fast ohne es zu merken, unsere eigene Wertewelt abzubauen, uns teils aufgezwungenen, teils selbstproduzierten Tabus ängstlich zu fügen, uns in diesem Zusammenhang ebenso passiv gegenüber einem demagogisch betriebenen Prozeß der Verfälschung fundamentaler, v. a. politischer und moralischer Begriffe zu verhalten und damit einen schleichenden Bewußtseinswandel in Kauf zu nehmen, der uns Zug um Zug von den Grundlagen unserer westlichen, demokratischen Zivilisation ablöst und in wachsendem Maße dem Zugriff des auf eine günstige Gelegenheit lauernden Kontrahenten aussetzt, „begrenzte Regelverletzung" zu üben, wie sie Ossip Flechtheim empfiehlt usw.? So ist heute in der Bundesrepublik eine fast greifbare Atmosphäre vielfach geradezu grotesker politischer, insbesondere ostpolitischer Ignoranz und Realitätsblindheit entstanden, in der – auf die Dauer selbstmörderische – Polittabus, allen anderen voran das von gewissen Medien und politischen Kreisen hysterisch verteidigte und von der Bevölkerung hingenommene Antikommunismustabu, die weitverbreitete Weigerung, politisch sachlich zu differenzieren, die Unfähigkeit oder Unwilligkeit, östliche Diktatur und westliche Demokratie überhaupt noch auseinanderzuhalten, immer mehr zur Gewohnheit zu werden scheinen, eine Atmosphäre, in der mangelndes politisches Engagement für die demokratische Zivilisation und ein völliger Mangel an Identifikationsbereitschaft gegenüber dieser Gesellschaft und ihrer Ordnung geradezu als reife politische Tugenden gelten, die offenbar in Frau Heinemanns Imperativ „Lieber rot als tot" ihren alles krönenden christlich-abendländischen Ausdruck gefunden haben. Schulden wir den Millionen Opfern der totalitären Systeme dieses Jahrhunderts nicht eine völlig andere sittliche Haltung? Können wir uns noch weiter jene unentschuldbare Unwissenheit eines Bochumer Hochschultheologen leisten, der vor nicht allzu langer Zeit der Bundesregierung vorwarf, nichts zu tun, um endlich im Sinne östlicher Koexistenzangebotes einen massenhaften Austausch junger Menschen zwischen Ost und West herbeizuführen? Ein Hochschultheologe muß einfach wissen, daß westlicher und östlicher Koexistenzbegriff in ihrer geistigen Substanz nicht übereinstimmen, daß aus ideologischen Gründen ein solcher Austausch für die östliche Seite nicht möglich ist und daher auch niemals angeboten wurde. Was ein Theologe nicht weiß, weiß vielleicht ein General, so meint man. Doch weit gefehlt. Auch Bastian – in seinem Buch „Frieden schaffen!" von 1983 – diagnostiziert im Westen einen „zur friedlichen Koexistenz nicht bereiten Antikommunismus" und schiebt die

Schuld an den Ost-West-Spannungen des 20. Jahrhunderts in einer aller differenzierten Darstellung hohnsprechenden Weise bei sehr wohlwollend formulierter Kritik an der Sowjetunion jenen Staaten der westlichen Allianz in die Schuhe – übrigens ganz im Stile Karl-Barthscher-Argumentation -, die, ganz im Gegensatz zum menschenverachtenden GULag-Staat, rechtsstaatlich-demokratische Systeme aufgebaut haben, während er den gravierenden Tatbestand, dass die USA nach 1945 aus ihrem damaligen Nuklearmonopol keinerlei politisches Kapital geschlagen haben, als eine ehrbare Nebensächlichkeit mit wenigen Worten beiseiteschiebt. Daß aber schon allein aus diesem Grunde die Gründung der NATO überhaupt nicht erforderlich gewesen wäre, um aggressiv-imperialistische Gelüste zu befriedigen, ist für Bastian kein Thema. Hervorzuheben sind im Rahmen unseres Themas die Gefahren dieses Buches, die es für die jüngere, geschichtsunerfahrene Generation in sich birgt. Sie bestehen darin, daß der sehr detailliert vom Fachmann Bastian referierte sicherheitspolitische Teil, dessen Daten der Laie (auch der Referent) nicht nachzuprüfen vermag, aus psychologischen Gründen eben auch den drei ersten politisch-historischen Kapiteln des Ex-Generals in den Augen gerade junger Menschen eine gefährliche, aber, wie Sie gleich beispielhaft sehen werden, unverdiente Glaubwürdigkeit verleiht. Zudem zeigen auch die fachspezifischen sicherheitspolitischen Abschnitte, wie weit der geistige Erosionsprozeß – in des Generals Kreisen hoffentlich nur punktuell – bereits fortgeschritten ist. Da gibt es Formulierungen, die aufhorchen lassen: „ Mag man es der UdSSR auch verübeln, daß sie alle vom Westen geschaffenen Chancen, Einfluß zu gewinnen und auszudehnen, tatkräftig genutzt hat – ein die Welt bedrohender Sowjet-Expansionismus lässt sich daraus kaum ableiten" (S. 50). Oder noch deutlicher: „Die Dominotheorie als dritte Säule im phantasievollen, mit der Wirklichkeit allerdings unvereinbaren Gedankengebäude eines bornierten, zur friedlichen Koexistenz nicht bereiten Antikommunismus ist ebensowenig tragfähig wie die beiden anderen Hauptstützen der westlichen Bedrohungshysterie: nämlich die Vorstellung von der kommunistischen Weltrevolution als unveränderlichem Ziel sowjetischer Politik sowie der wahnhafte Glaube an den rücksichtslosen Einsatz der sowjetischen Militärmacht zur brutalen Unterwerfung jedes schwächeren Nachbarlandes, sobald es nicht durch mächtige Verbündete vor der Vergewaltigung geschützt wird" (S. 51). Sind die militärischen Eingriffe in der DDR, in Ungarn, in der Tschechoslowakei, in Afghanistan und anderswo nur als Kavaliersdelikte zu bezeichnen? Und bezüglich der Weltrevolution lasse ich Insider Voslensky zu Wort kommen: „Auch wenn ich mich noch so sehr bemühe, kann ich mich im Verlaufe meiner langen Tätigkeit in der Sowjetunion nicht an einen einzigen Umstand erinnern, der es erlauben würde, an der Ernsthaftigkeit des Strebens der Nomenklatura nach der Weltherrschaft zu zweifeln. Im Gegenteil...". Und etwas weiter: „ Deshalb konzentriert die sowjetische Nomenklatura ihre außenpolitischen Bemühungen auf die Unterwerfung Europas... sie hofft auf „imperialistische Gegensätze" und auf „friedliebende und realistisch denkende Kräfte" im Westen, m. a. W. auf die Uneinigkeit des Westens sowie auf den Kapitulationsgeist und kurzsichtigen Egoismus" („Nomenklatura", München 1980, S. 478 ff.). Bastian aber exkulpiert sowjetische Aggressionen, ohne sie auch nur annähernd aufzuzählen (warum eigentlich?), und zwar mit undifferenzierten Begründungen, wobei eine mehr als nur partielle und unbegreifliche Übernahme sowjetischer Argumentation zum Vorschein kommt. Vom GULag aber, auch vom heutigen GULag, in dem nach A. Sinowjew mindestens 5 – 6 Millionen Arbeitssklaven zu Tode geschunden werden, von den mehr als 30 000 Zwangsarbeitslagern, von der psychiatrischen Behandlung der Regimegegner oder Ausreisewilliger, vom Antisemitismus, von den permanenten Verletzungen der Menschenrechte kein einziges Wort, von den

Ungeheuerlichkeiten, die ich im Zentrum meines Vortrages abgehandelt habe, gar nicht zu reden. Stattdessen werden dem Westen „falsche Differenzierungen" (a. a. O. S. 24) unterstellt, mangelnde Einsicht in das „Sicherheitsbedürfnis" (a. a. O. S. 24) eines Staates, der der gesamten nichtkommunistischen Welt nachweislich den geistigen Krieg erklärt hat und nicht umgekehrt, den Sowjets aber wird ein „Lernprozeß" (a. a. O. S. 24) zugebilligt, der „uns Anlaß gäbe, aus den gegenwärtigen Erklärungen sowjetischer Staatsmänner ein Abrücken von den Proklamationen aus der Frühzeit des Kommunismus" (a. a. O. S. 24) abzulesen. Ein derartiges Urteil kann man in Vergegenwärtigung unserer obigen systemaren Darstellungen nur als eine abenteuerliche Verirrung bezeichnen, in die man allerdings sehr schnell hineingerät, wenn man die unverändert geltende, in den Lehrbüchern des „wissenschaftliche Kommunismus" landesweit verbreitete und international von Vietnam bis Nicaragua sichtbar praktizierte Doktrin des Sowjetkommunismus einfach nicht zur Kenntnis nimmt und die Beschäftigung mit Entstehung, Wesen, Zielen und geistesgeschichtlichen Implikationen des Sowjetmarxismus für eine rein akademische, politisch aber irrelevante Angelegenheit hält. Das ist aber genau jene, den geistigen Erosionsprozeß befördernde Realitätsblindheit v. a. gewisser intellektueller Kreise, die sich, ganz im Gegenteil, für besonders hellsichtig und wissend, ja visionär halten. Ihren Ursprung nimmt diese Selbsttäuschung allerdings meist auf dem Boden schlichter Unkenntnis politischer, historischer, ideologischer und anderer Fakten. Eine Bezugnahme auf Voslenskys Daten sucht man bei Bastian bezeichnenderweise vergebens. Der Exgeneral weiß da offenbar auch nicht mehr als der Theologe. Er fordert den Westen allen Ernstes auf, endlich koexistenzwillig zu werden, und das heißt doch ganz offenbar, über seine doch praktizierte westliche Koexistenzbereitschaft hinaus im Sinne des Sowjetismus koexistenzwillig zu werden, also sich in eine Politik einzulassen, die in nichts anderem besteht, als die westliche Zivilisation zum möglichst friedlichen Mitvollzug globaler Sowjetisierungspolitik zu zwingen. Wie sagte doch der wissende Voslensky? „Die Nomenklatura will keinen Krieg, sie will einen Sieg." Dem hochmoralisch verbrämten Vollzugszwang dieser Politik fügen sich zunehmend nicht nur säkulare Linksgruppierungen dieser Republik, sondern auch die Vertreter progressiver linker Theologie, deren Pervertierung des Evangeliums zu einem Sozialprogramm den Schulterschluß zu jenen Vertretern des Moskauer Patriarchats erkennen lassen, die – aus Opportunismus oder Überzeugung – den Realkommunismus als eine vom Evangelium gebotene Sozialordnung hinstellen, die behaupten, die Aktionen der sowjetischen Politik ständen in Übereinstimmung mit den Idealen des Evangeliums, ja, die so weit gehen, den Sowjetkommunismus in die Nähe von Reich-Gottes-Vorstellungen zu rücken – so tatsächlich nachzulesen bei Gerhard Simon in den Berichten des Bundesinstituts für ostwissenschaftliche und internationale Studien, 1978, Nr. 2.

Wir brechen hier ab und fragen mit Lenin: „Was tun"? Sich keinen Illusionen darüber hingeben, daß die Bundesrepublik insbesondere, da an der Nahtstelle zweier Systeme gelegen, mit der gesamten demokratischen Zivilisation in der ernstesten Bewährungsprobe der Geschichte steht und daß wir uns mit Sicherheit noch auf jahrzehntelange Auseinandersetzungen einzustellen haben. Das globale Sowjetisierungsprogramm - nachlesbar in jedem aktuellen Lehrbuch des sog. „Wissenschaftlichen Kommunismus" oder gegebenenfalls anhand von Sagladins Buch „Triebkräfte des revolutionären Weltprozesses" von 1983 – also die Inszenierung des „mirovoj revoljucionnyj process", des „revolutionären Weltprozesses" endlich zur Kenntnis nehmen, es als ein Langzeitprogramm erkennen, das eben nicht auf demokratische Vierjahreslegislaturperioden zugeschnitten ist, und es mit einer überlegten zivilisatorischen Strategie gemeinsam durchkreuzen. Sodann in diesem Zusammenhange den pseudodemokratischen Etikettenschwindel des marxistisch-leninistischen Elitewechsels, seine Verlockungen für die Eliten der Entwicklungsländer und seine strategisch-taktisch-funktionalen Mechanismen aufdecken und v. a. der jungen Generation bewußt machen. Vor allem den geistigen Erosionsprozeß und den ihn vorantreibenden Tabuisierungsprozeß lokalisieren und stoppen, um die lebensgefährliche geistige Selbstfesselung der demokratischen Republik zu lösen und der Lahmlegung ihres geistigen Immunsystems entgegenzuwirken, die ganz wesentlich durch das zentrale Antikommunismustabu bewirkt wird. Den eingeschläferten nicht-kommunistischen Grundwertekonsens unserer Zivilisation und die ihm zugrunde-liegende nichtkommunistische Kultur- und Wertesubstanz in ihrer Bedeutung für die Bewältigung des Zivilisationskonfliktes wieder in das Bewußtsein heben und damit auch die militärische Abwehrbereitschaft ausdrücklich auf ein geistig-moralisches Fundament stellen. Unbeirrbar an der euro-amerikanischen Einheit festhalten und über den natürlichen Differenzen nicht die grundlegenden Gemeinsamkeiten aus den Augen verlieren und den primitiven wie auch subtilen Antiamerikanismus stoppen. Natürlich mit der kommunistischen Antizivilisation auf allen vertretbaren Ebenen kontaktieren, ohne Berührungsangst, aber in illusionsloser Vergegenwärtigung des geistigen Habitus des Gegenübers und der geistigen Qualität des Konfliktes, dabei nicht zuletzt ökonomische Hilfe zunehmend an die Erfüllung der Menschenrechtspakte, insbesondere des Helsinki-Abkommens koppeln. Schließlich sich in der ideologischen Debatte nicht permanent passiv verhalten und an die Wand drücken lassen, sondern die – ohnedies im sowjetischen Koexistenzverständnis angetragene – geistige Aus-einandersetzung endlich aufnehmen und wenn erforderlich offensiv führen, ohne Rücksicht auf Tabus. Vielleicht können in der Diskussion noch weitere Thesen formuliert werden.

Unsere Fortexistenz als freie Europäer, das lassen Sie mich abschließend noch mit aller Überzeugung aussprechen, hängt von einer Grundbedingung ab: von unserem gemeinsamen, unbeirrbaren, unermüdlichen Engagement für die demo-kratische, von christlichen, nicht atheistischen Werten getragene Zivilisation. Diese Haltung und nicht die Kapitulation vor einem totalitären System sind wir dessen lebenden und gemordeten Opfern vor der Geschichte und vor Gott und nicht zuletzt im Hinblick auf den 8. Mai schuldig.

DEUTSCHER ZEITGEIST ANHAND KONKRETER BEISPIELE

Genese, Analyse, Konsequenzen

Unser Thema ist von außerordentlicher Aktualität und hat einen sehr ernsten Hintergrund, denn es betrifft die Grundlagen unseres Zusammenlebens, die Grundlagen unserer Demokratie. Es geht also nicht um sekundäre, rasch wechselnde Zeitgeisterscheinungen, wie sie in den Bereichen Ferien, Auto, Mode, Sport usw. zu beobachten sind. Es geht vielmehr um die von den zusammenwirkenden Faktoren Politik und Massenmedien, v. a. dem geradezu allmächtigen Fernsehen auf dem Wege über die veröffentlichte Meinung tagtäglich so effektiv betriebene allgemeine Bewußtseinsbeeinflussung, -prägung, -erziehung der Deutschen. Es geht um offenkundig manipulative Themenbestimmung, damit zugleich auch Themenausblendung – man denke nur an unsere politischen Tabus – und ihre zeitgeistige Interpretation. Wer wissen möchte, welcher Zeitgeist - von wem und wie auch immer erzeugt - hier und jetzt konkret herrscht, braucht sich nur die Frage zu stellen, welche Meinungen öffentlich nicht ohne auf heftigen Widerspruch zu stoßen geäußert werden können - heute bereits vielfach verbunden mit Diffamierung, physischer Gewalt und sogar justitiellen Drohungen. Die überzeugendste Antwort freilich bekommt man dann, wenn man selbst öffentlich dem Zeitgeist widerspricht. Folgen Sie mir nun eine Weile auf dem Weg durch ein, wie ich meine, in der deutschen Geschichte bislang beispielloses Zeitgeistszenario, das geprägt ist von politischen Verrücktheiten, Desinformation, Irrationalität und nicht selten widerwärtiger Verlogenheit.

Es war im Mai 1990, als während einer Tagung in der Evangelischen Akademie Bad Segeberg über das Thema „Auf der Suche nach dem gemeinsamen europäischen Haus" in einer Diskussion ein bemerkenswerter Zwischenruf ertönte, der wie ein Blitz in dunkler Nacht für einen Augenblick die politmoralische Wirrnis der Jahre des bundesdeutschen Gorbatschowkultes, zugleich aber auch - da sich der Zwischenrufer als evangelischer Pfarrer erwies - die weitverbreitete theologische Bewußtseinsspaltung dieser Zeit in grelles Licht tauchte. Ich selbst hatte diesen Zwischenruf ausgelöst, da ich dem Publikum aus Gorbatschows Perestrojkabuch den Satz zitierte: „Es gibt keine revolutionäre Bewegung ohne revolutionäre Theorie - die marxistische Lehre ist heute relevanter denn je." Erregt schrie der Theologe, begleitet von zustimmendem Gegrummel des Publikums, in den Saal: „Das ist Antikommunismus!" Meine postwendende Frage, was denn hier antikommunistisch sein, beantwortete er jedoch - zunächst - nicht und schwieg, und auch das Auditorium ging zu meinem Erstaunen nicht auf diesen Vorwurf ein. In der Tagungspause erneut von mir befragt, worin denn mein Antikommunismus bestehe, wenn ich den damals bekennenden Renaissanceleninisten im Original zitiere, erhielt ich die mir unvergeßlich gebliebene Antwort: „Sie haben so laut, deutlich und engagiert gesprochen, das klang so antikommunistisch." Doch damit nicht genug, denn nun, unter nur vier Augen und Ohren, bekannte der Theologe, daß er „im Grunde" selbst Antikommunist sei. Er wußte also „im Grunde" sehr wohl, daß sein öffentlich vorgeführtes Eintreten gegen „Antikommunismus" mit einem Bekenntnis zu freiheitlich-rechtsstaatlicher Demokratie unvereinbar war. Für mich demonstrierte sein Zwischenruf und die Reaktion des Publikums Fortexistenz und Fortwirkung eines zentralen zeitgeistkonstitutiven Elementes bis hinein in die mittel- bzw. osteuropäische Umbruchszeit - des Antikommunismustabus, zugleich in Gestalt einer sehr komplexen, ja hintergründigen Konkretisierung; denn in der Tat hatte der Theologe meinen Zitathinweis auf Gorbatschows Erinnerung an die aktuelle Relevanz marxistischer Theorie zutreffend als - meinerseits antikommunistischen - Zweifel an dessen medial landesweit gepriesener demokratischer Einstellung gesehen, dies aber weder vor dem Publikum noch unter vier Augen expressis verbis zugegeben, weil er wohl keine Diskussion über Gorbatschows Verhältnis zum demokratischen Rechtsstaat provozieren wollte, weil dann ihm selbst von gewissen Tagungsteilnehmern womöglich ein raffiniert getarnter Antikommunismus hätte unterstellt werden können, eine zeitgeistbezogen sehr plausible Interpretationsmöglichkeit seines Verhaltens, die dem Vorfall angesichts des Antikommunismuseingeständnisses des Theologen entre nous eine zusätzliche paradoxe polit- und tiefenpsychologische Komplexität verleiht. Klar erkennt man, daß zwei wesentliche Elemente seine zeitgeistkonforme Haltung charakterisieren, Elemente, die - in den folgenden sechs Jahren zu unserer Gegenwart hin schnell und spürbar verstärkt - die Implantation der verfassungswidrigen „political correctness" ermöglichten und - wie lange noch? - ihren Fortbestand garantieren: Angst, penetrant spürbar in heiklen Gesprächen über NS-, kriegs- und gewisse nachkriegsgeschichtliche Themen und - angstmitbedingt - Zeitgeistgehorsam, der die Gutmenschqualifikation erbringt und damit vor der - vor allem öffentlichen - politmoralischen Zuchtrute schützt, wobei man natürlich unterscheiden muß zwischen denen, die Zeitgeist erzeugen - Politikern, Medien, Autoren - und denen, die ihm angstvoll oder überzeugt dienen. Ein wahrlich traumhafter Erfolg des „Marsches durch die Institutionen", allerdings nicht nur der Achtundsechziger - denn es gibt in der Geschichte keine bloße Monokausalität, nicht in der deutschen dieses Jahrhunderts - sondern auch jener linkskonservativen Kräfte, die heute, Täter und Opfer zugleich, vor den Augen des fassungslosen Zeitzeugen der sog. „Studentenrevolte" angesichts der katastrophalen Verwahrlosung unserer politischen, medialen und v. a. pädagogischen Kultur nicht nur Exkulpierung, sondern dreist geradezu politische Seligsprechung derer zu betreiben sich erkühnen, die den von mir bisher nur ganz knapp gezeichneten desolaten Geisteszustand unserer Republik entscheidend mit herbeigeführt haben und die nun, in führende Institutionen „einmarschiert", erst richtig „Systemveränderung von oben" betreiben können. „Entscheidende Impulse für eine Erneuerung und Demokratisierung unserer Gesellschaft" hätten die Achtundsechziger bewirkt, behauptet Frau Süßmuth laut F.A.Z. vom 25. April 1996. Ich meine, man sollte doch heute nicht immerzu v. a. von linkskonservativer Seite zu übertünchen versuchen, was der Zeitzeuge noch lebhaft vor Augen hat, nämlich daß die nach relativ erfolglosen Versuchen in den beiden ersten Nachkriegsjahrzehnten schließlich doch mit Hilfe der Achtundsechziger gelungene Implantierung eines moralisch perversen, demokratiefeindlichen, deutschfeindlichen Zeitgeistdekalogs hochgradig dem mangelhaften wehrhaft-demokratischen, mangelhaften antitotalitären Engagement der konservativen Parteien zu verdanken ist sowie der zunehmenden linkskonservativen Kollaboration, wodurch der „Marsch durch die Institutionen" zusätzliche Schubkraft erhielt. Ist es nicht etwa erstes Gebot dieses Zeitgeistdekalogs, nicht das geringste Gute über die deutsche Nation zu sagen, ihre ganze Geschichte im Blick auf gewisse nationalsozialistische Untaten in den Schatten zu stellen und - nach dem Willen unseres Staatsoberhauptes möglicherweise Gebot zwei - der Nation, der in Jahrhunderten natürlich gewachsenen biologisch-politisch-kulturellen Volkseinheit der Deutschen abzuschwören, Gebot drei, keine Kritik an der katastrophalen Verrücktheit zu üben, daß - um hier Karl Steinbuch zu zitieren - Millionen Fremder mit Kind und Kindeskind in unser längst übervölkertes Massenarbeitslosenland kommen und die Lösung unserer sozialen, ökologischen und kulturellen Probleme zusätzlich extrem erschweren? Was hören wir hierzu aus dem Munde des Zeitgeistes? „Multikulturelle Gesellschaft", so das Präsidiumsmitglied der CDU, Heiner Geißler, „bedeutet die Bereitschaft, mit Menschen aus anderen Ländern und Kulturen zusammenzuleben, ihre Eigenart zu respektieren, ohne sie germanisieren oder assimilieren zu wollen. Das heißt auf der einen Seite, ihnen, wenn sie es wollen, ihre kulturelle Identität zu lassen, aber gleichzeitig von ihnen zu verlangen, daß sie die universellen Menschenrechte und die Grundwerte der Republik, z.B. die Gleichberechtigung der Frau und die Glaubens- und Gewissensfreiheit achten..." („Einwanderbares Deutschland oder Vertreibung aus dem Wohlstandsparadies?", Ffm. 1991, S. 10). So kann, meine ich, doch nur reden, wer als Mitglied einer ökonomistisch orientierten Partei die geistige Substanz, die geistigen Potentiale, die geistigen Sprengkräfte eigenwüchsiger Kulturen, z.B. der moslemischen, nicht zur Kenntnis nimmt oder gar Kultur für ein Wochenend-Freizeitamüsement hält. Und Geißler bleibt konsequent (a.a.O. S. 22): „An die Stelle der völkisch-nationalen Identität - hier trifft er sich mit Roman Herzog -... sollte... ein 'Verfassungspatriotismus' treten, der Stolz der Bürger auf ihre freiheitliche Ordnung und die damit verbundenen politischen Erfolge. Der wirtschaftliche Wohlstand in der Bundesrepublik, ihre starke Stellung in Europa und in der Welt sind doch nicht das Ergebnis des deutschen Nationalcharakters, sondern die Resultate einer Verfassung, in der die freie Entfaltung der Persönlichkeit und der Sozialstaatsgedanke in der Sozialen Marktwirtschaft eine allen anderen politischen Ordnungen überlegene Symbiose eingegangen sind." Hier leuchtet der Ökonomismus der CDU durch. Wie Don Quixote rennt er weiter gegen die Windmühlenflügel der Realität, wenn er eifernd fortfährt: „Es kann schlichtweg nicht das Deutschtum gewesen sein, das der Bundesrepublik ihre wirtschaftlichen und politischen Erfolge gebracht hat, denn sonst hätte die frühere DDR der alten Bundesrepublik in nichts nachstehen dürfen." Wer so spricht, ignoriert alle Realität und Rationalität. Weiß Geißler eigentlich nicht, daß die DDR-Verfassung das Papier nicht wert war, auf dem sie stand? Er wußte es, aber er ignoriert es. Weiß er nicht, daß das planwirtschaftliche System den wirtschaftlichen Fortschritt blockierte? Er wußte es, aber er ignorierte es. Wußte er nicht, daß die überragenden zivilisatorisch-kulturellen Leistungen der Deutschen in der Vergangenheit natürlich nicht unter bundesrepublikanischen Verfassungsverhältnissen erbracht wurden? Natürlich wußte er es, aber er ignorierte die Realitäten. Die F.A.Z. wiederum - wenn Sie mir diese zeitgeistbezügliche Parenthese gestatten - ignorierte diese Geißlerschen Aussagen, als ich zu einem Leserbrief (vom 13. 2. 1992) des CDU-Abgeordneten Wilfried Böhm Stellung nahm. Böhm hatte Geißler zurecht vorgeworfen, daß er (im Leserbrief „Besorgt vor einem deutschen Sparta" vom 6. 2. 1992) „die Gelegenheit der deutschen Wiedervereinigung nutzen möchte, um in Deutschland eine andere Republik zu schaffen und unseren Bundesstaat von einer „deutschen" in eine „offene" Republik umzufunktionieren..." „Falls das Grundgesetz nicht in seinem (Geißlers) Sinn verändert würde, stünde es für ein 'modernes Sparta', in dem die Spartiaten (Deutschen) als Menschen erster Klasse die zweitklassigen Perioken (EG-Ausländer) und drittklassigen Heloten (Asylbewerber, Flüchtlinge und Heimatlosen) nach Kräften ausbeuten und drangsalieren." Diesen meinen Leserbrief, der die Ihnen vorhin zitierten Äußerungen Geißlers enthält und der den geistigen Hintergrund der Geißlerschen Leserbriefäußerungen mit dessen eigenen Worten aufdeckt, ignorierte die F.A.Z. Bereits ein halbes Jahr zuvor hatte die F.A.Z. die Korrektur einer gravierenden Falschmeldung (vom 2. 9. 1991) verweigert. Sie betraf den Abzug der berüchtigten russischen OMON-Einheiten aus Lettland. „Wir kehren zurück", heiße es auf dem in der F.A.Z. sichtbaren Spruchband auf der Rückseite eines Truppentransportfahrzeuges, und dem Leser wird suggeriert, daß die OMON-Leute froh seien, endlich in die Heimat zurückkehren zu können. In Wirklichkeit steht auf dem Spruchband aber das Gegenteil, nämlich „My vernemsja", und das heißt – kontextuell und temporal exakt – „Wir werden wiederkommen", etwas lockerer ausgedrückt „Wir kommen wieder" oder „Wir kommen zurück" (und dann werdet ihr euch wundern, was passiert). Ich kehre noch einmal kurz zu Geißler und Herzog zurück und antworte den beiden Herren mit den Worten der CDU-Bundestagsabgeordneten Erika Steinbach (F.A.Z vom 5. 5. 94): „Keine Nation kann bestehen, die nicht im reinen mit sich selbst ist, die nicht zu sich selber steht. Deutschland und wir Deutschen sind im Verhältnis zu unserer nationalen Identität seit Versailles mit gegenläufigen Akzenten therapiebedürftig. Wir sind von einem Extrem in das andere gefallen. Ein Mensch mit einem so zerstörten Selbstwertgefühl wie wir als Nation wäre ein schwerer Fall für den Psychiater. Der Ruf nach ´Verfassungs-patriotismus´ ist eines der sichtbarsten Symptome unseres nationalen Selbst-wertdefektes." Ich bin zu wenig Mediziner, und es ist auch nicht mein Thema, die Frage zu beantworten, ob das Goldhagen-Buch mit seinen dem heutigen deutschen Zeitgeist geradezu die Krone aufsetzenden gedanklichen Absurditäten geeignet ist, den kümmerlichen Überbleibseln deutschen Selbstwertgefühls den Rest zu geben oder das absolute Gegenteil zu bewirken – ein plötzliches Erwachen aus den nationalmasochistischen Verrücktheiten. Vielleicht können wir in der Diskussion auf Goldhagen eingehen.

Der von Frau Steinbach hervorgehobene sozialpathologische Faktor unserer gestörten nationalen Befindlichkeit steht im Wirkungsfeld des Zeitgeistes in enger Wechselwirkung mit jener auffälligen Realitätsblindheit, wie sie uns in Geißlers Formulierungen entgegentritt, eine nicht selten geradezu wie gewollt erscheinende Blindheit, die sich mit Wunschdenken verbindet, die häufig subjektive Informationsverweigerung - also sich selbst gegenüber - zur Folge hat, welche dann wiederum - am wirkungsvollsten im Medienbereich - fast zwangsläufig zu objektiver Informationsverweigerung, also zu Desinformation anderer und schließlich zu Lüge und Fälschung führt.

Hier muß - auch im Zusammenhang mit dem nationalen Selbstwertdefekt - die Ausstellung des Hamburger Instituts für Sozialforschung über Wehrmachts-verbrechen erwähnt werden, die in groteskem Widerspruch steht zu der in Rußland zur Zeit stattfindenden Rehabilitierung Tausender von der sowjetischen Terrorjustiz als Kriegsverbrecher verurteilter Wehrmachtsoldaten. Wer sich einen Begriff von der intellektuellen bzw. überhaupt der geistig-moralischen Qualität des Ausstellungsleiters Hannes Heer machen will, sollte das Juni/Juli-Heft 1994 der Institutszeitschrift „Mittelweg 36" lesen: „Was, bald fünfzig Jahre nach Kriegsende, immer noch fehlt, ist eine öffentliche Darstellung der größten Mord-und Terrororganisation der deutschen Geschichte: der deutschen Wehrmacht." „Mordlust und Sadismus, Gefühlskälte und sexuelle Perversionen konnte man nicht befehlen, die brachten große Teile der Truppe mit", schreibt er, und gleichzeitig ist er so dreist, einen Geheimbefehl des Oberbefehlshabers des Heeres, des Generalfeldmarschalls Reichenau betr. das „Verhalten der Truppen im Ostraum" vom 10. 10. 1941 abzudrucken, in dem es um die „restlose Ent-waffnung der Bevölkerung im Rücken der fechtenden Truppe" geht und um Gegenmaßnahmen gegen die, wie es heißt, „umherirrenden bolschewistischen

Restteile" und die Partisanen. Und dort wird bemerkenswerterweise vorwurfsvoll davon gesprochen, daß „immer noch...grausame Partisanen... zu Kriegsgefangenen gemacht, ...Heckenschützen...wie anständige Soldaten behandelt" würden. „Gefangene russische Offizieren erzählen hohnlachend, daß die Agenten der Sowjets sich unbehelligt auf den Straßen bewegen und häufig an den deutschen Feldküchen mitessen..." Das Verpflegen von Landeseinwohnern und Kriegsgefangenen an Truppenküchen, das Verschenken von Brot und Zigaretten wird kritisiert, da hier die eigene Versorgung betroffen sei. Glaubt Heer im Ernst, daß, wenn die Beteiligung der Wehrmacht an menschenrechtswidrigen Handlungen tatsächlich katastrophal größer gewesen sein sollte als bisher bekannt, dann die Wehrmacht in Nürnberg von den alles andere als deutschfreundlichen Alliierten - und zwar in einer Zeit, da tausendmal mehr Zeitzeugen lebten als heute - n i c h t zu einer verbrecherischen Organisation erklärt worden wäre? Mehr noch: Glaubt Heer, daß der sicherlich gut informierte US-Präsident und vormalige Oberbefehlshaber der US-Truppen in Europa, Dwight D. Eisenhower, anläßlich seines Deutschland-Besuches am 22. Januar 1951 sich wegen seiner früheren „Beurteilung der Haltung des deutschen Offizierskorps und der Wehrmacht" entschuldigt hätte, und zwar, weil sie „nicht den Tatsachen entspricht" und weil der deutsche Soldat „für seine Heimat tapfer und anständig gekämpft" habe, wenn die Wehrmacht tatsächlich die Mord- und Terrororganisation im Sinne des Herrn Heer gewesen wäre?

Fernsehen und Rundfunk haben sich inzwischen Heers antideutsche Propaganda zeitgeistbeflissen zu eigen gemacht. Am Donnerstag, den 11. 4. 1996, sprach der freie Deutschland-Radio-Mitarbeiter Karl-Heinz Heinemann in seinen einführenden Worten zur Sendung über den Schatz des Priamos von der deutschimperialistischen Entstehungszeit der Schliemannschen Schatzgeschichte, die der Nährboden für jene spätere Rassenideologie gewesen sei, die bewirkt habe, daß „brave Familienväter fröhlich in die Kamera lächeln" (so wörtlich), während sie (so wörtlich) „Frauen und Kinder abschlachten." Meine Bitte um Zusendung dieses Begleittextes blieb unerfüllt. Aus schlechtem Gewissen? ZDF-Filmproduzent Guido Knopp hält in allen bisher gezeigten NS- und ostkriegsgeschichtlichen Filmen hinsichtlich des Kriegsbeginns vom 22. Juni 1941 am bisherigen Interpretationsmuster - Stichwort: „Ruchloser Überfall auf die friedliebende Sowjetunion" - fest, ignoriert völlig die erdrückenden archivarischen Beweise für die auf ausdrücklichen Befehl Stalins hin erfolgte Ausarbeitung des Angriffsplanes der Roten Armee vom 15. Mai 1941, der mit seiner Rede vom 19. August 1939 zusammenhängt. Prominente deutsche Persönlichkeiten hätten laut Joachim Hoffmann - vor seiner Pensionierung Wissenschaftlicher Direktor des Militärgeschichtlichen Forschungsamtes - dem Regisseur eines russischen Fernsehteams, das im MGF eine Diskussion zwischen ihm und Viktor Suworow filmte, gesagt, daß, selbst wenn es zutreffe, daß Hitler Stalin zuvorgekommen sei, dies niemals gesagt werden dürfe, weil sonst Hitler entlastet würde. Mein Brief an Herrn Professor Knopp mit Hinweisen auf die nach der teilweisen postsowjetischen Kriegsarchivöffnung ans Licht gekommenen Daten blieb bis heute unbeantwortet.

In dieses Szenario geistiger Verwahrlosung paßt, was ich anläßlich eines kurzen Telefonkontaktes am 23. 8. 1994 mit zwei namhaften Mitarbeitern des Münchener Instituts für Zeitgeschichte erlebte. In einem sog. „Wörterbuch zur Zeitgeschichte" unter dem Haupttitel „Legenden, Lügen Vorurteile" (dtv. 1993) stieß ich unter dem Stichwort „Judenvernichtung - was wußten die Deutschen davon?" auf die Sätze: „Ab 1941 gingen vielfach Gerüchte über die Vergasung von Juden um, und wer sich bemühte, konnte auch genauere Informationen bekommen. Was in Auschwitz geschah, war nicht nur in den naheliegenden Städten Kattowitz und Gleiwitz bekannt." Da ich damals in Hindenburg, also zwischen Kattowitz und Gleiwitz, lebte und sehr genau wußte, was wir wußten bzw. nicht wußten (ich war damals Gymnasiast im 16. Lebensjahr), rief ich den Verfasser des Stichwortes, Hellmuth Auerbach, im Münchener Institut an und fragte ihn, „Was verstehen Sie unter ´bekannt´, wenn Sie schreiben, daß in Gleiwitz und Kattowitz bekannt gewesen sei, was in Auschwitz geschah?" Herr Auerbach antwortete, man habe in Gleiwitz und Kattowitz gewußt, daß den Juden in Auschwitz Unrecht geschehe. Ich hielt ihm darauf vor, daß die Menschen in der Bundesrepublik aber doch mit Auschwitz Vergasung assoziierten und aufgrund seines Textes annehmen müssten, daß die Oberschlesier im Industriegebiet tatsächlich von Vergasungen gewußt hätten. Auerbach daraufhin wörtlich: „Ja so habe ich das nicht gemeint."

Hermann Graml wiederum, gleichfalls Mitarbeiter des Münchener Instituts, schrieb unter dem Stichwort „Zweiter Weltkrieg (Ursachen)", daß Deutschland nach dem Ersten Weltkrieg, abgesehen vom verweigerten Anschluß Österreichs und der Sudetengebiete, „den Schutz des Selbstbestimmungsrechtes genossen (habe), so in Oberschlesien gegen weitgehende polnische Ansprüche; und daß Territorien abgetreten werden mußten, geschah als Konsequenz jenes Rechts und entsprach, ob in Westpreußen oder in Elsaß-Lothringen, stets dem Willen eindeutiger Bevölkerungsmajoritäten." Daß Oberschlesien entgegen dem Willen der eindeutigen Bevölkerungsmajorität geteilt wurde, unterschlägt Graml.

Unglaublich geradezu ist, was sich DER SPIEGEL leistete, als er in Nr. 4 vom 22. Januar 1990, in der hohen Zeit bundesdeutscher Gorbimanie, erklärte: „Die erste Exklusiv-Beilage erreicht die Abonnenten mit diesem Spiegel-Heft; Michail Gorbatschows große Grundsatzrede über „Die sozialistische Idee und die revolutionäre Umgestaltung". Und in der Tat trägt dieses erste „Zeitge-schichtliche Dokument für Abonnenten des SPIEGEL" (Januar 1990) den eben zitierten Titel. Dem Leser wurde also vorgespiegelt, daß ihm eine vollständige Übersetzung der Gorbatschow-Rede vorgelegt werde. Vergleicht man jedoch, wie ich dies getan habe, die Spiegelübersetzung mit dem russischen Text, so stellt man fest, daß fast die Hälfte des Originaltextes weggelassen wurde, die letzten vier Seiten übrigens (=25%!) komplett. Skrupellos wurden alle Passagen eliminiert, die Gorbatschow als einen damals noch überzeugten Kommunisten erkennen lassen, ein seinem bundesdeutschen Image freilich nicht sehr dienlicher Tatbestand. War das der Grund, daß die konservativen Zeitungen WELT am SONNTAG und RHEINISCHER MERKUR Christ und Welt sich weigerten, meinen Artikel „Fragwürdiges in deutschen Perestrojka-Texten" abzudrucken, in dem ich die manipulativen Textentstellungen des linken Pahl-Rugenstein-Verlages anprangerte, auf die Fülle der - teilweise wohl auch manipulativen - Falschübersetzungen des Gorbatschowschen Perestrojkabuches hinwies und die erwähnten Spiegel-Fälschungen entlarvte? Die WELT am SONNTAG ließ mir durch Ulrich Schacht mitteilen, das Thema „Textfälschungen" sei „nicht aktuell", und der Chefredakteur des RHEINISCHEN MERKUR empfahl mir, bei einer wissenschaftlichen Zeitschrift vorstellig zu werden. Man erkennt klar: Das breite Leserpublikum sollte nichts von diesen unglaublichen Machenschaften erfahren. Es galt wohl, koste es, was es wolle, das demokra-tische Image Gorbatschows nicht in Frage zu stellen. Auf abenteuerlichen Umwegen – über einen deutschstämmigen New Yorker Versicherungs-unternehmer, der das Manuskript dem dort lebenden Ex-WELT-Mitarbeiter Graf

Kageneck aushändigte – gelangte es schließlich in die Hände Enno von Loewensterns, der es ungekürzt in der WELT vom 29. März abdrucken ließ.

Wahre Orgien feierte der Zeitgeist 1995, im 50. Jahr der Beendigung des Zweiten Weltkriegs – ein mehr als nur abendfüllendes Thema. Noch 50 Jahre nach Kriegsende wurden landesweit längst seitens der ehemaligen Kriegsgegner eingestandene Propagandamärchen zeitgeistgehorsam reproduziert, so über Coventry, Rotterdam und Dresden. So z.b. die dreiste Falschbehauptung im Stader/ Buxtehuder/ Altländer Tageblatt vom 10. 2. 1995, die Vernichtung Dresdens sei das blutige Finale des von Deutschland begonnenen Luftkrieges gegen die englischen Bevölkerungszentren gewesen. „Ohne jede Skrupel und ohne Rücksicht auf die Zivilbevölkerung" hätte die Luftwaffe am 14. 11. 1940 Coventry „in Schutt und Asche gelegt". Hatte Korrespondentin Simona Block immer noch nicht die zugängliche Information zur Kenntnis genommen (z.b. bei M. Gilbert, Road to victory, S. 468), daß kein Geringerer als Luftmarschall Sir Arthur Harris in seinem Bericht an Churchill vom 3. 11. 1943 den Zerstörungsgrad von Coventry mit 5,2% angegeben und triumphierend auf die britischen Leistungen – Hamburg 80%, Köln 50%, Essen 40% - hingewiesen hatte? Wußte sie nicht, daß das britische Kriegskabinett den Angriff auf Coventry intern nicht als Terrorangriff, sondern als „legitime Kriegshandlung", weil Angriff auf die Air Force-Produktionsstätten, bezeichnet hatte, wie auf der vom MGF Freiburg 1988 veranstalteten internationalen Historikertagung bekannt wurde? Kannte sie nicht oder verdrängte sie aus Zeitgeistgehorsam die Tatsache, daß die Royal Air Force bereits sechs Monate v o r dem deutschen Angriff auf ihre Produktionsstätten in Coventry ihrerseits mit Bombenangriffen auf primär westdeutsche Städte, aber auch auf Berlin und München, begonnen hatte und daß es sich um eine nachweislich jahrelang vorausgeplante Luftkriegsstrategie handelte?

Welches Diffamierungs- und Denunziationsklima bereits in dieser Republik offenkundig als Folge neuester zeitgeistiger Eingriffe in die Strafgesetzgebung entstanden ist, bringt eine Leserzuschrift an das Buxtehuder/Stader/Altländer Tageblatt zum Bewußtsein, eine wichtige Provinzzeitung, die in Unterelberaum zwischen Stade und Hamburg erhebliche territoriale Einflußbereiche besitzt – ein aufschlußreiches politisches Fieberthermometer. Ein Stader Leser wirft dem Leiter des Ingolstädter Zeitgeschichtlichen Forschungsinstitutes, Dr. Alfred Schickel, einem international renommierten Historiker, Volksverhetzung vor, ja, er sei „ein Fall für den Staatsanwalt", weil er in jetzt geöffneten Archiven Hinweise auf von den Westalliierten ignorierte Friedensfühler Görings nach dem Polenfeldzug gefunden, publiziert und so die Genese des Zweiten Weltkrieges verfälscht habe – zugunsten Deutschlands. Ich habe den Autor dann in einer Zuschrift an das Blatt gefragt, ob denn auch Joachim Hoffmann vom MGF die junge russische Historikergeneration Volksverhetzung betrieben, weil sie erdrückende Beweise für Stalins geplanten Bolschewisierungsfeldzug gen Westen vorgelegt hätten, ob ferner die „Leugnung" der Katyn-Morde bis zum sowjetischen Schuldeingeständnis auch Volksverhetzung gewesen sei – wobei ich hier in Parenthese Richard v. Weizsäckers zeitgeistgehorsames Schuldeingeständnis noch kurz vor dem sowjetischen Geständnis erwähnen muß -, und ich fragte den Tageblatt-Leserbriefscheiber schließlich, ob gar der Deutsche Bundestag zur Volksverhetzung ermuntere, weil er die Petition 4-12-07-45-5699 gebilligt habe, wonach „die Offenkundigkeit (gemeint sind die antijüdischen NS-Massenmorde) nicht für alle Zeiten fortzubestehen braucht. Neue Erfahrungen oder Ereignisse können hinzukommen, die geeignet sind, eine abweichende

Beurteilung zu rechtfertigen." Auch hier blieb jede öffentliche oder private Antwort aus.

Die vom Plenum des Deutschen Bundestages gebilligte Beschlußempfehlung des Petitionsausschusses vom 26. 6. 1992, ein unikales zeitgeschichtliches Doku-ment, geht in Satz 1 der Begründung davon aus, daß der Petent „gesetzliche Regelungen" fordere, „durch die der – vermeintlichen(!) - Behinderung der historischen Forschung und der wissenschaftlichen Diskussion über die Existenz von Gaskammern zur Vernichtung von Juden im Dritten Reich entgegengewirkt wird". „Wissenschaftliche Veröffentlichungen über die Nichtexistenz von Gaskammern" dürften, so wird der Petent zitiert, „nicht...strafbedroht sein" („Freiheit von Wissenschaft, Forschung und Lehre"). „Dies müsse jedenfalls dann gelten, wenn die Wissenschaftler die Anzahl der Opfer in den Konzen-trationslagern nicht in Zweifel zögen." Auch müsse als „eine weitere Konsequenz des verfassungsrechtlichen Schutzes... die ständige Gerichtspraxis beendet werden..., nach der Indizienbeweise bzw. Beweisanträge für das Fehlen von Gaskammern nicht zugelassen würden."
Als Ergebnis der parlamentarischen Prüfung" wird dann festgestellt, daß „nach der ständigen Rechtsprechung des Bundesgerichtshofes... die Teilnahme an einer wissenschaftlichen Diskussion über das Ausmaß der Vernichtung der jüdischen Bevölkerung im Dritten Reich keineswegs strafbar" sei. „Eine Strafbarkeit besteht nur in den Fällen, in denen der millionenfache Mord an der jüdischen Bevölkerung abgeleugnet oder bagatellisiert wird." Eine reichlich eigenartige Logik. Das Strafgericht, heißt es dann im Zusammenhang mit dem Beweis-erhebungsproblem, sei gemäß § 244 Abs. 2 StPO verpflichtet, „zur Erforschung der Wahrheit die Beweisaufnahme von Amts wegen auf alle Tatsachen und Beweismittel zu erstrecken, die für die Entscheidung von Bedeutung sind", abgesehen von solchen Beweiserhebungen, die wegen Offenkundigkeit überflüssig" seien. Im weiteren wird dann aber davon gesprochen, daß diese Offenkundigkeit nicht für alle Zeiten fortzubestehen brauche usw., wie ich dies Ihnen bereits zitiert habe. Dann handelt es sich aber „offenkundig", logisch „offenkundig", um keine wirkliche Offenkundigkeit, da sie durch „neue Erfahrungen oder Ereignisse" als Falschbehauptung enthüllt werden kann. Der nachdenkliche Zeitgenosse und erst recht der Zeitzeuge dieses unseligen Jahrhunderts stellt sich angesichts dieses Textes u. a. natürlich die Frage, wieso überhaupt und überdies warum erst jetzt, ein halbes Jahrhundert nach dem Zweiten Weltkrieg, die sog. „Auschwitzgesetzgebung" veranstaltet wurde, die zur Produktion dieses, gelinde gesagt, hintergründigen Petitionsbeschlusses geführt hat.

Wen wundert es also angesichts dieses Szenarios, daß, befördert durch den sog. „Historikerstreit" der Mittachtzigerjahre des 20. Jahrhunderts, die Ächtung des Systemvergleichs Nationalsozialismus-Bolschewismus und die bis heute andauernde Diffamierung und Verdrängung der Totalitarismusforschung und v. a. auch der fernsehöffentlichen Totalitarismusdiskussion die weitere Entwicklung unseres Zeitgeistszenarios im Zusammenhang mit den politischen Erfolgen der Achtundsechziger und der linkskonservativen Kollaboration in jene stickige politpathologische Atmosphäre heutiger Rechtsextremismushysterie und political-correctness-Verrücktheiten hineinführte, die die unglaublichen Angriffe des Deutschen Presserates gegen die Veröffentlichung angeblich rechtsextremer Leserbriefe in der „rechten Presse", wie es heißt (u. a. F.A.Z.!), und damit gegen die Substanz grundgesetzlich garantierter Meinungsfreiheit ermöglichten. Diese Leserbriefe würden dann – also nach ihrem Erscheinen z.B. in der F.A.Z. – in neonazistischen Publikationen nachgedruckt. Daher fordere der Presserat die Redaktionen zu erhöhter Wachsamkeit und Sorgfalt bei der Leserbriefauswahl auf. Der Slawist Kratzel denkt natürlich unwillkürlich an die täglich beschworene „Wachsamkeit" („bditel´nost´"") des totalitären sowjetischen Presseszenarios. Auf meine Bitte hin bekam ich „rechtsextreme" Belege zugesandt. Hier zitiere ich Ihnen einen vom Presserat, wie es heißt, „seiner Tendenz nach eindeutig" als rechtsextrem klassifizierten Leserbrief aus der Hessisch-Niedersächsischen Allgemeinen: „Wie soll ein vereintes Europa funktionieren, dessen Völker in ´gute´und ´böse´eingestuft werden? Diejenigen, die der Meinung sind, daß Deutschland für alle Zeiten die Rolle eines ´Parias´zu spielen habe, übersehen dabei, daß es wohl kein Volk in der Welt gibt, dessen Geschichte nicht dunkle Stellen aufzuweisen hat. So hat z.b. Amerika die Indianer nahezu ausgerottet, Russland leidet unter den Untaten eines Stalin, Frankreich hat unter Napoleon schreckliche Eroberungskriege geführt, England hat über Jahrhunderte ´Kanonenbootpolitik´betrieben und alle Freiheitsbestrebungen der unterjochten Völker blutig unterdrückt usw. Ein Volk in ewiger Schuld zu halten ist unnatürlich, und alles Unnatürliche stellt immer einen gefährlichen Krankheits- und Unruheherd dar. Die Jugend zieht einfach nicht mehr mit und beginnt sich gegen die fortdauernden Schuldzuweisungen aufzulehnen" (Dipl.Soz.-Päd. Josef Jugl, Moringen).

Wer politisch noch nicht den Verstand verloren hat, muß sich fragen, wo hier auch nur der geringste Rechtsextremismus zu finden sein soll und in welche Klinik sich der Zensor einweisen lassen sollte. Was mag da wohl Herr Jugl zu den jüngsten ungeheuerlichen Schuldzuweisungen Goldhagens sagen? Und ich, Kratzel, kann nur nachdrücklich bestätigen, was Günter Zehm (alias „Pankraz", weiland Mitarbeiter der Tageszeitung DIE WELT, jetzt Professor für Philosophie an der Universität Jena) bereits am 23. Juni 1995 in der JUNGEN FREIHEIT sagte, daß nämlich „mit der Rüge des Deutschen Presserates für die Leserbriefspalten ´seriöser Tageszeitungen´... sich die Geistesdiktatur, die in Deutschland herrscht, weiter verschärft hat." Bezweckt werde jetzt ganz offenbar eine „massive Einschüchterung der Leserbriefredakteure." Wer die F.A.Z. liest, weiß, daß seit dieser Presseratsrüge allenfalls einmal oder zweimal wöchentlich Leserbriefe mit Biß abgedruckt werden.

Weitaus bedenklicher als das, was der per Statuten zum „Schutz der Pressefreiheit" verpflichtete Presserat treibt, ist das Verhalten des nordrhein-westfälischen Verfassungsschutzes gegenüber einer wehrhaft-demokratischen, allerdings deutsche Interessen artikulierenden, nonkonformistisch-zeitgeist-kritischen, sich für den antitotalitären Konsens einsetzenden, aber eben darum von der Linken gehaßten JUNGEN FREIHEIT, deren Themen, wie es anklagend heißt, „immer wieder um die Nation und um diese bildendes ethnisch intaktes Volk" kreisten. Es gäbe "tatsächliche Anhaltspunkte für den Verdacht rechts-extremistischer Bestrebungen". Auf welchem Niveau dann geurteilt wird, zeigen die Textbelege, die man tatsächlich dem Leser des nordrheinwestfälischen Verfassungsschutzberichtes als Beweise für den Rechtsextremismus"verdacht" vorzulegen die Kühnheit besitzt. Ein einziges Beispiel genügt vollauf um zu erkennen, wo unsere Demokratie inzwischen - durch welchen Einfluß wohl? - angekommen ist. Der von mir jetzt zitierte Text wird als "nationalistisch moti-vierte, fremdenfeindliche Propaganda" klassifiziert, der die "Entrechtung von Asylbewerbern zu rechtfertigen (versucht)": "Solange nur einige Tausend Asylbewerber nach Deutschland kamen, konnte man sich noch hehre moralische Grundsätze leisten. Wenn aber Hunderttausende ohne ein absehbares Ende in

Deutschland Asyl beanspruchen, von denen niemand weiß, wo sie untergebracht werden sollen, muß die Politik auf diese veränderten Bedingungen reagieren." Ich frage mich auch hier, welcher medizinische Arbeitsbereich für jene Köpfe zuständig sein könnte, die an ihrem Schreibtisch zumindest während der Einstufung dieses Textes als "rechtsextremistisch" offenkundig an politischen Halluzinationen gelitten haben müssen.

Der Hamburger Verfassungsschutzchef Uhrlau wiederum, der im 94er Bericht die JUNGE FREIHEIT als "brückenfunktionell" in Richtung Rechtsextremismus eingestuft hatte, weigerte sich, mir Textbelege hierfür zu nennen. Im 95er Bericht hat er sie dann aber doch in einem Atemzug mit als neonazistisch und rechtsextrem klassifizierten Publikationen aufgeführt. Beim Nachfassen in der Hamburger Bürgerschaft widerfuhr mir mehr als nur Seltsames: Ein mir als möglicher Kontaktmann zur Aufklärung der vom Verfassungsschutz gegenüber der JUNGEN FREIHEIT erhobenen Vorwürfe genannter Hamburger Bürgerschafts-abgeordneter, dem ich durch eine seiner Mitarbeiterinnen im "Wissenschaftlichen Beirat" der Bürgerschaft mein Vorhaben übermitteln ließ, ließ mir nach der dritten telefonischen Rückfrage schließlich mitteilen, daß er nichts mit dem Verfassungsschutz zu tun habe. Die Mitarbeiterin empfahl mir daraufhin, mich an einen Juristen aus der CDU zu wenden, der schon allein aus fachlichen Gründen zuständiger sei als der zuerst Angesprochene. Als ich jedoch diesem zweiten Gesprächspartner aus der CDU telefonisch mitteilte, daß sein Parteifreund, den ich zuerst ansprechen wollte, mit dem Verfassungsschutz nach eigenem Bekunden nichts zu tun habe, erfuhr ich von diesem juristischen Parteifreund, daß er sehr wohl mit dem Verfassungsschutz zu tun habe und sogar in der Verfassungsschutz-Kontrollkommission sitze. Aus einer Nachricht dieses Kontrollkommissionsmitgliedes an mich erfuhr ich einige Zeit später - und zwar aus einem Brief der Beiratssekretärin an meine Adresse -, daß das CDU-Mitglied der Kontrollkommission Uhrlaus Auffassung von der "brückenfunktionellen" Qualität der JUNGEN FREIHEIT in Richtung Rechtsextremismus teilte. Den 1995-Bericht mit seiner nun rechtsextremen Einstufung (!!) der JF hatte das CDU-Mitglied der "Kontroll"kommission also offenbar noch gar nicht gelesen.

"Kein Bedarf an Kommunismuskritik" antwortete mir Generalleutnant Schönbohm während einer Kieler Tagung im Mai 1991 bei einer Debatte über die Integration des neuen Bundeswehrkommandos Ost in die Bundeswehr auf meine Frage, ob den Ex-NVA-Soldaten das westlich-demokratische Wertesystem rein textlich-programmatisch, also gleichsam "isoliert" vorgestellt oder ob es "kontrastiv-kommunismuskritisch" vermittelt werde. Der General schob diese Thematik sofort beiseite. Aber nur durch direkten Systemvergleich hätte sich den bisherigen Volksarmisten Wert und Würde rechtsstaatlicher Demokratie verdeutlichen, Motivation zur Einsatzbereitschaft für ihr neues, eben nicht weltanschau-ungsstaatliches Gemeinwesen bei ihnen erzeugen lassen und ihnen gesagt werden können, daß sie nun nicht etwa - wertrelativistisch gesehen - nur einen "anderen System" dienten, daß der DDR-Kommunismus eben nicht nur in der "Praxis" versagt hatte, sondern daß auch die "Idee des Kommunismus" - entgegen selbst im Westen auch heute noch weitverbreiteter Meinung - keinesfalls "gut" ist, weil sie auf nachweisbar fundamentalen Irrtümern beruht, die jeder "guten" Realisierung unüberwindlich im Wege stehen. Sollte das der Schweizer Theologe Karl Barth wirklich nicht gewußt haben, als er seinerzeit mit Blick auf den Sowjetkommunismus mahnte, "das Unterscheiden nicht zu unterlassen: das Unterscheiden zwischen seinen totalitären Greueln als solchen und dem, was dabei positiv gemeint und beabsichtigt sei"? Aber er gehörte eben offensichtlich zu jenen unbegreiflich - oder doch begreiflich? - realitätsblinden westlichen Intellektuellen, deren Sympathien, wie jene der buntschillernden Linken insgesamt, wie offen oder verschlüsselt dies auch immer artikuliert worden sein mochte und heute noch wird, dem bis zuletzt, also bis zur Entmachtung Gorbatschows als reformfähig angesehenen bolschewistischen Gewaltexperiment galten und auch heute noch einem wie auch immer definierten, jedenfalls sozialistischen Weltanschauungsstaat gelten, und es gibt diese Intellektuellen natürlich nicht nur in Deutschland, wie dies die seinerzeitigen politischen Wallfahrten nichtdeutscher fellow travellers dokumentieren.

Klar erkennt der deutsche Zeitgenosse und erst recht der Zeitzeuge, daß genau hier die Abwehrmechanismen der Linken im weitesten Sinne des Wortes gegenüber der Totalitarismusthematik wurzeln. Und wie notwendig diese totalitarismuskritische, systemvergleichende Wertevermittlung für die Ex-NVA gewesen wäre, bewies der unzweideutige Zuruf einer alten Dame an den General, den sie offenbar für einen ehemaligen NVA-Offizier hielt, ein Zuruf, den Schönbohm kurioserweise dem Publikum zitierte: "Ach, Sie haben ja bloß das Hemd gewechselt!"

Nachdem am 5. Dezember 1994 der Mitteldeutsche Rundfunk in seiner Sendereihe "FAKT" über den damals im Rampenlicht stehenden deutschen Rechtsextremismus und seine ost- bzw. westeuropäischen Kontakte berichtet hatte, hielt ich den Zeitpunkt für gekommen, mich an das deutsche Fernsehen zu wenden und auf die Notwendigkeit einer totalitarismuskritischen Sendereihe aufmerksam zu machen. In der Dringlichkeit dieser Thematik sah ich mich unterstützt, als just in diesen Tagen, in der ersten Dezemberhälfte 1994, Bundespräsident Herzog anläßlich einer Ansprache in der Jerusalemer Gedenkstätte Yad Vashem versicherte, alles in seinen Kräften stehende zu tun, damit sich so etwas in Deutschland (er meinte die NS-Massenmorde an den europäischen Juden) nicht wiederhole - diese Sätze wurden damals vom Fernsehen in eine Nachrichtensendung eingeblendet. In meinem Brief an den Intendanten des MDR, Udo Reiter, bat ich um die Veranstaltung einer fundamental aufklärenden Sendereihe über das Wesen des totalitären Weltanschauungsstaates, der im Europa des 20. Jahrhunderts in Gestalt von Nationalsozialismus und Sowjetkommunismus historisch beispiellose, aber eben aus der Natur dieser Systeme mit Notwendigkeit folgende Greueltaten begangen habe. Hervorragendes wissenschaftliches Analysematerial könnte von ausgewiesenen Fachleuten allgemeinverständlich dargeboten werden, wobei schließlich auch noch Zeitzeugen beider Gewaltsysteme zur Verfügung stünden. Fotokopien dieses Briefes mit der Bitte um Unterstützung meines Vorschlages sandte ich an weitere elf Intendanten sowie an Bundesinnenminister Kanther und Bundestagspräsidentin Süßmuth, die in ihrer Neujahrsansprache am 1. Januar 1995 auf die Notwendigkeit des Einsatzes für den Erhalt der Demokratie und die für sie unverzichtbaren grundlegenden Werte hingewiesen hatte. Ergebnis: Neun der zwölf angeschriebenen Intendanten antworteten überhaupt nicht, Kanther und Süßmuth hüllten sich gleichfalls in Schweigen. Der MDR befürchte, daß man "mit solch einem Projekt...gerade die jungen Menschen in Deutschland" nicht erreichen könne. Warum eigentlich nicht und warum selbst ein Viertel eventuell Erreichter es nicht auch wert wäre, wurde nicht gesagt. Das ZDF sah "leider derzeit keine Möglichkeit" für eine solche Sendereihe, gleichfalls ohne nähere Begründung. Es leiste aber bereits einen sehr sinnvollen Beitrag zur Thematik, wenn es die zahlreichen historischen Jahrestage verstärkt nutze, um insbesondere die Folgen nationalsozialistischer Greueltaten in das Bewußtsein zu rücken. Der WDR schließlich teilte mir in seinem wahrhaft idealtypischen Zeitgeistprodukt von Brief mit, daß der Intendant meine "Überlegungen zur Überwindung des Rechtsextremismus mit Interesse gelesen" habe und verwies auf das WDR-Grundsatzpapier "Zum Umgang mit dem Problem des Rechtsextremismus im Programm" Kommentar, so meine ich, überflüssig.

Das Ergebnis meines Totalitarismus-Thema-Vorschlages teilte ich im Februar 1995 dem Bundeskanzler Kohl mit, stellte die Frage, was für Bestialitäten beide Systeme denn eigentlich noch hätten zustandebringen müssen, damit das deutsche Fernsehen sich zur Aufnahme der Totalitarismusthematik in seinem Themenkatalog veranlaßt sähe, verwies auf die jüdischen Mitbegründer der Totalitarismusforschung Karl Raimund Popper und Hannah Arendt und bat den Kanzler im Hinblick auf das besondere Holocaust-Gedenkjahr 1995 und die mahnenden Worte der Bundestagspräsidentin zu Jahresbeginn, meinem Themenvorschlag im Interesse vor allem der jüngeren Generationen und damit der Zukunftsgestaltung unserer Demokratie zur Realisierung zu verhelfen. In der Antwort des Kanzlerbüros hieß es, daß der Kanzler mir nicht behilflich sein könne, da er infolge der Rechtsverhältnisse keine Möglichkeit hätte, in die Programmgestaltung einzugreifen. Das war mir natürlich bekannt und nicht der Sinn meiner Bitte um des Kanzlers persönliches Engagement für diese herausragende Jahrhundertthematik.

Die Abwehrhaltung der Angesprochenen gegenüber der Totalitarismusthematik dokumentiert für mich - ganz zu schweigen von den Schweigern - Verdrängung einer in gefährlichem Tabuumfeld angesiedelten Problematik. Fürchtet man etwa, abgesehen von der bei Themenbehandlung unvermeidlichen Marxismus-Sozialismus-Kommunismus-Bolschewismuskritik, etwa öffentlich-mediale Zeitzeugenbefragungen, insbesondere die NS-Zeit betreffende, die einen tabuwidrigen "revisionistischen" Beitrag zur weiteren Erosion des in der Nachkriegszeit verbreiteten und nun zusammenbrechenden, zu Lasten Deutschlands uns vermittelten monokausalistischen europäischen Geschichtsbildes der ersten Hälfte des 20. Jahrhunderts leisten könnten? Oder fürchtet man gar, daß eine fernsehöffentliche Totalitarismusdebatte den Deutschen bewußt machen könnte, daß unsere Demokratie nicht mehr intakt ist, daß fundamentale grundgesetzliche Substanz - von wem und mit welcher Zielsetzung auch immer - beschädigt wurde und erneut totalitäre Faktoren zu wirken beginnen?

Natürlich tragen die Achtundsechziger - und damit nehmen wir die zeitgeistgenetische Frage noch einmal auf - an der Entstehung des heutigen deutschen Zeitgeistszenarios und des ihm entsprechenden Bewußtseinszustandes der Nation nicht die Alleinschuld, denn es gibt keine historische Monokausalität - auch nicht in der deutschen und europäischen Geschichte des 20. Jahrhunderts - doch tragen sie mit den ihnen zugewachsenen linkskonservativen Kollaboranten erhebliche Mitschuld. Daher möchte ich abschließend noch eine elementare zeitgeistige, genauer: linkszeitgeistige Konstante unter die Lupe nehmen, und zwar den das geistig-politische Klima, v. a. das geistig-moralische Miteinander der Kriegs- und der Nachkriegsgenerationen nach wie vor beeinträchtigenden, die Kriegs- und Aufbaugeneration immer wieder erneut diffamierenden, bis zum heutigen Tage zum klassischen Anklagerepertoire gehörenden und von den hochgradig links dominierten Medien, insbesondere dem Fernsehen weitergegebenen, jeder rationalen Begründung nach wie vor ausweichenden Vorwurf unterlassener, "verdrängter" " Vergangenheitsbewältigung" sowie der Verweigerung des Gesprächs über die NS-Zeit.

Es läßt sich klar zeigen, daß in Wirklichkeit diese Ankläger infolge permanenter Verdrängung der Totalitarismusthematik, also infolge ihres gleichsam halbierten Bewältigungsbegriffes gar nicht befähigt sind, wirkliche, also umfassende und in die Tiefe gehende Vergangenheitsbewältigung zu leisten und damit moralisch auch nicht berechtigt, sie auch nur zu fordern. Doch selbst ein totalitarismuskritischer, rationale Beurteilungskriterien definierender Bewältigungsbegriff hätte an der unaufhebbaren Ungreifbarkeit seines wichtigsten inneren Momentes scheitern müssen - der Unzugänglichkeit und rationalen Unüberprüfbarkeit des inneren Vollzuges. Ist das - so frage ich - vielleicht der politdialektische Hintergrund dessen, daß man einem klar formulierten Bewältigungsbegriff stets auswich, um immer weiter - und, generationsbedingt, immer weniger erfüllbare - Bewältigungsforderungen zu stellen und zugleich, gestützt auf den tabugeschützten halbierten Bewältigungsbegriff, die gravierenden linkstotalitären Schuldanteile auszublenden? Denn freilich, hätte man diesen halbierten, vom Antikommunismustabu gezeichneten Bewältigungsbegriff zu hinterfragen erlaubt, rational reflektiert und definitorisch präzisiert, womöglich rationale Bewältigungskriterien aufgestellt, so hätte man sich gesamteuropäischen, schließlich sogar globalen Bewältigungsfragen stellen müssen. Man hätte also dem verhaßten Totalitarismusthema nicht ausweichen können und neben dem Nationalsozialismus auch den Sowjetkommunismus in allen seinen globalen Ausformungen samt den beiden deutschen, auch nichtlinke Sympathien genießenden Ahnherren dieser totalitären Tyrannis, Marx und Engels, und damit zugleich ihre - auch deutschen - Vollstrecker und Henker auf den Seziertisch der Historiker usw. legen müssen. Zudem würden als Folge eines enttabuisierten Systemvergleichs die eigentlich immer unredlich gehandhabten und rational höchst fragwürdigen "Aufrechnungs-", "Verharmlosungs"- und "Relativierungs"vorwürfe in noch deutlicheres logisches, historisches und nicht zuletzt auch moralisches Zwielicht geraten als bisher. Auch würde die derartigen Vorwürfen implizite Verharmlosung nicht nur der Großverbrechen linkstotalitärer Regimes, sondern, bezüglich des Zweiten Weltkrieges, eben auch jener der unheiligen Ostwestallianz - also z.B. der strategisch weit vorgeplante Bombenterror gegen die deutsche Zivilbevölkerung, die Atombombenabwürfe, die millionenfachen Morde während der Austreibung der Deutschen aus den Ostprovinzen des Deutschen Reiches, die ungeheuerlichen Einmarschmassaker der Roten Armee, die unsäglichen Bestialitäten der Titoisten usw. usw. - einer weit größeren Öffentlichkeit als bisher, v. a. auch den Jüngeren, zum Bewußtsein kommen, Tatbestände, die mit Hilfe einer geradezu zwangsmonokausalistisch anmutenden Geschichtsdarstellung und -interpretation zu Lasten Deutschlands bis heute vor allem moralisch heruntergespielt und weitgehend ausgeblendet werden. Und würde nicht unausweichlich gar der Begriff der "Singularität" der antijüdischen NS-Massenverbrechen - horribile dictu - "entsingularisiert", also im Hinblick auf die linkstotalitären Massenmorde "relativiert" werden? Müßte nicht, behielte man dennoch den Singularitätsbegriff als historische Wertungskategorie für die antijüdischen Massenmorde bei, schon allein angesichts der astronomischen Massenmordzahlen der linkstotalitären GULagregimes - mehr als achtzig Millionen Opfer allein in der Sowjetunion und in Rotchina - , also ganz abgesehen von den Mord q u a l i t ä t e n, von einer "singulären Singularität" (ich erinnere hier an Hegels Diktum vom Übergang der Quantität in Qualität) der Massenmordaktionen dieser Regimes gesprochen werden? Hinzu kommt nämlich, daß die "offenbar gewordenen Geheimnisse" allein der - obendrein nur minimal geöffneten -postsowjetischen Kriegsarchive auf Massenvergasungen der Sowjets verweisen (man lese nach in Michael S. Voslenskys Buch "Das Geheime wird offenbar - Moskauer Archive erzählen 1917 - 1991", München 1995), gar nicht zu reden von den offenbar erst jetzt bekannt werdenden bestialischen öffentlichen Menschenschlachtungen im kulturrevolutionären Rotchina der sechziger Jahre.

Wir sprachen hinsichtlich des "halbierten" Bewältigungsbegriffes von seinem rational unzugänglichen Tiefenaspekt, der Unüberprüfbarkeit des inneren Bewältigungsvollzuges. Wer daher im Aufbau einer attraktiven - man müßte eigentlich sagen attraktiv gewesenen - Demokratie durch die ältere und jüngere Kriegsgeneration nicht einen plausiblen Nachweis fundamentaler, also eben auch innerer, geistig-moralischer Vergangenheitsbewältigung zu sehen vermag, der muß sich die Frage stellen lassen, wie der keineswegs nur materielle, sondern geistig-sittliche Energien - vielleicht sogar Herrn Lafontaines "Sekundär-tugenden", die damals allerdings noch weit verbreitet waren - erfordernde Aufbau unserer Republik von moralisch zerrütteten, ideologisch deformierten Charakteren überhaupt hätte geleistet werden können. Daran ändern auch die üblichen Ausnahmen und Defizite nichts. Aber auf derartige Fragen, Gegenfragen, reagierten die das Bewältigungsgespräch einfordernden Achtundsechziger und reagieren heute ihre Nachfolger mangels Argumenten je stets, wenn es nicht um die halbierte Wahrheit ging bzw. geht - mit Wutgeheul, mit Pfiffen und besonders damals nicht selten mit physischer Gewalt. Doch bis heute wird ihr Märchen von der Gesprächsverweigerung der Älteren nacherzählt, besonders oft im verlogenen Polit-Talk-Show-Geschäft von ihren Epigonen, ihren Sympathisanten und natürlich von ihnen selbst. Wer verweigert denn seit eh und je das Gespräch über die NS-Vergangenheit? Doch nicht die Kriegsgeneration, sondern jene, die - an den kochenden Nachkriegsdebatten (wie ich sie im Rheinland erlebt habe) aus Altersgründen noch gar nicht beteiligt, weil weder gesprächsbedürftig noch -fähig - dann in den Endsechzigern und in den siebziger Jahren unter dem rapide zunehmenden Einfluß von Marxisten, Neomarxisten und Marxisten-Leninisten "Systemveränderung von oben" (wie sie es nannten) proklamierten, jene, die von einem linken Weltanschauungsstaat träumten und ihre Fachschaftsräume mit rosenbekränzten Stalinbildern - so in Hamburg - schmückten. Unter den linkszeitgeistigen Bedingungen der vierzehnjährigen sozialliberalen Koalition setzte dann in der Tat eine systemverändernde Entwicklung ein. Sie wurde jedoch 1982, nach der sog. "Wende", entgegen den Erwartungen und Hoffnungen vieler nicht etwa gestoppt, sondern von einer sich zeitgeistkonform und immer konformer verhaltenden CDU aufgenommen und in Richtung auf den heutigen kritikablen Zustand unserer Demokratie voran-getrieben - bis hin zu skandalöser Beschädigung grundgesetzlicher Substanz. Ich frage daher noch einmal: Wovor fürchtete man sich, wenn man im Rahmen der nach der deutsch-deutschen Vereinigung erneut heftig aufgeflammten Vergangenheitsbewältigungsdebatte auch heute noch mangelnde Diskussions-bereitschaft der Alten beklagt, sie aber - landesweit - seit Jahren so gut wie überhaupt nicht in den öffentlichen Zeitzeugenstand, vor allem des so bewußtseinsprägenden Fernsehens ruft, um ihnen dort aber nicht nur halbierte Wahrheitsfragen zu stellen? Gewisse Defizite der NS-Zeit-Aufarbeitung lassen sich eben nicht mit einem halbierten Bewältigungsbegriff beseitigen. So z.B. - im Hinblick auf Daniel Goldhagens abenteuerliche Überschätzung der, wie er es nennt, "täglichen ideologischen Indoktrination der deutschen Bevölkerung" - die für ein Begreifen der g e i s t i g e n Aufbaubereitschaft und Aufbauleistung der Kriegsgeneration so eminent wichtige Frage nach der totalitären Qualität, nach der Intensität totalitärer Beeinflussung "der deutschen Bevölkerung" durch das

NS-Regime, wobei eine Gewichtung dieser Aussagen ohne systemvergleichend-totalitarismuskritische Methodik zwangsläufig kein geschichts- bzw. politik-wissenschaftlich brauchbares Ergebnis - jedenfalls in dieser Frage - erbringen kann.

Meine Damen und Herrn, unsere Demokratie ist nicht mehr in Ordnung, die Substanz der Grundrechte ist beschädigt. Gehen wir auf die Barrikaden, bevor es zu spät ist.

„DEMOKRATISCHER AUFBRUCH" ´68 ?

Mythos und erlebte Realität

Die durch ehemalige „Achtundsechziger" der heutigen Bundesregierung, v. a. die Herren Fischer und Trittin, nach 30 Jahren wieder aufgeflammte Debatte über die APO („Außerparlamentarische Opposition") und die sog. „Studentische Protestbewegung" hat ein recht komplexes geschichtliches Phänomen zum Gegenstand, wie dies für alle geschichtlichen Prozesse gilt. Mit Schwarzweißmalereien und monokausalen Erklärungen – man denke nur an die Guido-Knopp-Filme über die NS-Zeit und den Zweiten Weltkrieg oder an die jeder Wissenschaftlichkeit und auch Fairness baren Darbietungen der sog. „Wehrmachtausstellung" – kommt man der geschichtlichen Wahrheit nicht näher. Im Gegenteil, wer dies tut, sabotiert die Wahrheitsfindung. Auch die Achtundsechzigerbewegung ist also ein durchaus komplexes Phänomen, was freilich nicht auch gleich bedeuten muß, daß diese Komplexität ein Gütesiegel wäre. Die Wirklichkeit ist der Richter und er hat eine Fülle alles andere als erfreulicher Tatbestände beim Namen genannt. Heute erhebt sich die Frage, ob dieser angeblich demokratische Aufbruch wirklich erforderlich war oder ob das für die letzten 30 Jahre möglicherweise positiv zu Bilanzierende auch ohne diesen Aufbruch hätte erreicht werden können, mehr noch, ob dieser Aufbruch wirklich ein demokratischer war. In welche Richtung sollte denn aufgebrochen werden und wie sehen die Resultate aus?

Wenn wir nun diese Achtundsechzigerbewegung zunächst in die Zeitgeschichte der zweiten Hälfte des 20. Jahrhunderts einordnen wollen, so müssen wir feststellen, daß sie ein – allerdings sehr wesentlicher - Bestandteil der APO gewesen ist, diese APO wiederum aus der sog. „Neuen Linken" hervorgegangen ist, deren Theorien wiederum – und besonders im Hinblick auf die geistige Entwicklung im Nachkriegsdeutschland – wesentlich auf den Gedankengängen der sog. „Frankfurter Schule" fußen, für die v. a. die Namen von Horkheimer, Adorno, Marcuse und später Habermas stehen, dem Begründer bzw. später in Deutschland Vertreter einer neomarxistischen „Kritischen Theorie" – ein Tarnbegriff für die marxistische Theorie, da der Marxismus durch die Massenmorde des sowjetmarxistischen Stalinismus weltweit in Verruf gekommen war. Hinzuzufügen ist, daß die in den USA und den hochindustrialisierten Staaten Westeuropas in den 50er Jahren entstandene Neue Linke aber auch die Revolutionstheorien Fidel Castros, Che Guevaras und Mao-Tse-Tungs verarbeitete, ferner die Frühwerke von Marx sowie anarchistisches Gedankengut des Russen Bakunin und dieses explosive und alles andere als demokratische Gemisch seit Beginn der 60er Jahre an die studentische „Protestbewegung" vermittelte; und zwar gerade an diese s t u d e n t i s c h e Bewegung, weil die Neue Linke sich von der alten, sozialistisch-kommunistischen Linken durch neu ausgearbeitete Strategien zur Beseitigung des Kapitalismus unterschied. Als Subjekt der Revolution sah sie nicht mehr die weitgehend in die kapitalistische Gesellschaft integrierte, dieser Gesellschaft angepaßte Arbeiterschaft, sondern Minderheiten, Außenseiter der Gesellschaft , z.B. rassische Minderheiten in den USA, die intellektuellen studentischen Außenseiter und auch außeruniversitäre Unterprivilegierte, „Spontis" der späteren APO, von denen z.B. Fischer einer war, denen von den Theoretikern der Neuen Linken das Recht auf begrenzte Gewaltanwendung zugestanden wurde, um die Staatsgewalt zu möglichst öffentlich sichtbarer Gegengewalt herauszufordern und den Bürgern so den Beweis für den scheindemokratischen Charakter des „repressiven" (wie es damals hieß) Gewaltsystems zu erbringen. Diese Bewegung griff unter führender Beteiligung des 1946 gegründeten SDS (des „Sozialistischen Deutschen Studentenbundes") dann in den 60er Jahren massiv auf die deutschen Universitäten über, zu einer Zeit, als die SPD sich bereits – und zwar 1960 – von dem ihr nahestehenden Studentenverband wegen dessen Nichtannahme des Godesberger Programms getrennt hatte. Es war dieser sich extrem linksradikalisierende SDS, der dann 1968 die führende Rolle in der 68er-Studentenrevolte übernahm, aber als Folge der Radikalisierung der Auseinanderssetzung zwischen seinem orthodox-marxistischen und dem anarchistischen Flügel sich 1970 als Bundesorganisation auflöste, wobei der orthodox-marxistische Flügel dann im 1971 auf Bundesebene gegründeten und hinsichtlich Ideologie und Zielsetzung an der DKP orientierten MSB Spartakus aufging. Inzwischen war auch im Zusammenhang mit der von der Neuen Linken ungeliebten Großen Koalition der konservativen Parteien unter Bundeskanzler Kiesinger mit der SPD die APO entstanden, hatten die vorübergehenden Gebäudebesetzungen (sog. „sit-ins") begonnen, die Institutsbesetzungen, Vorlesungsstreiks und die „teach-in" genannten Diskussionsveranstaltungen, auf denen v. a. das amerikanische militärische Vorgehen in Vietnam verurteilt, eine grundlegende Reform des bundesrepublikanischen Bildungssystems im Sinne linksegalitärer Vorstellungen gefordert und die in Ergänzung des Grundgesetzes geplante Notstandsgesetzgebung unter Beschuß genommen wurde, eine Debatte, in der ganz unüberhörbar das politische System der Republik, die repräsentativ-parlamentarische, rechtsstaatliche Demokratie in Frage gestellt und – bei weitgehendem Konsens der revoltierenden Gruppen – ein wie auch immer definierter Räterstaat, ein letztlich auf marxistischer Grundlage aufzubauender Weltanschauungsstaat gefordert wurde – natürlich nicht expressis verbis. Die Betreiber dieses heute so genannten „demokratischen Aufbruchs" konnten sich dabei auf den aus den USA zurückgekehrten ehemaligen OSS-Mitarbeiter – das OSS war der Vorgänger des CIA – Herbert Marcuse berufen, der sich zwar ständig verbal zur Demokratie bekannte, zugleich aber der Auffassung war, „daß Befreiung Umsturz g e g e n den Willen und die Interessen der Mehrheit eines Volkes" bedeute und der unter Demokratie die „direkte Demokratie" mit einer Räteverfassung verstand. Allerdings verstand Marcuse unter „Befreiung" keineswegs nur politische Befreiung. Hören wir die sarkastischen Formulierungen der namhaften jüdischen Publizistin Salcia Landmann aus der WELT am SONNTAG vom 22. 3. 1992: „Diese Studenteska entdeckte das Werk von Herbert Marcuse , der zwar in puncto Kampf gegen das kapitalistische Establishment als Marxist firmierte, seine eigene Lehre jedoch... durch die Frohe Botschaft aufrundete, daß zur Erreichung des Paradieses auf Erden die „Vergesellschaftung der Produktionsmittel" allein noch nicht genügte; es musste zur Negierung der „jüdisch-christlichen, repressiven, kapitalistischen Leistungs- und Askesemoral" noch die persönliche Absage an diese Leitmotive der bisherigen Gesellschaftsordnung in Form von Verweigerung einer jeglichen Leistung, eines jeglichen Lernens und Arbeitens und außerdem die totale Triebentfesselung, sogar auf der Basis der restlosen Promiskuität, hinzukommen. Denn der Triebverzicht ist nach Marcuse der einzige Grund von allem Unglück, Elend, Unrecht, Krieg und Mord. Dies steht im Gegensatz zu Sigmund Freud, der lehrte, Triebverzicht sei die Voraussetzung für jegliche Kulturleistung. Und ist schon Marcusens Heilprogramm offenkundig in seinen Konsequenzen tödlich, so springt das bei Marcusens Behauptung, wonach fideles, hemmungsloses Herumlottern genügt, das Paradies auf Erden zu erzeugen, noch eindeutiger auf den ersten Blick in die Augen. Das Rezept mag auf einer einsamen Südseeinsel eine Zeitlang funktionieren, muß aber auf einer übervölkerten

Erde notwendig zu Katastrophen führen, an denen gemessen sogar die Pestepidemien der Vergangenheit sich erträglich ausnehmen würden..." „Mitten in seinem emphatischen Credo für totales Nichtstun und Herumlottern versichert er plötzlich, es würde in seinem Hippieparadies einen so perfekten medizinischen Dienst geben, daß keiner mehr erkranken würde..." „Doch keiner seiner feurigen Adepten stellte die Gretchenfrage: „Wo sollen diese perfekten Mediziner denn plötzlich herkommen, wenn niemand etwas lernen und leisten wird?" „Was niemand für möglich gehalten hätte", schreibt Rolf Kosiek in seinem lesenswerten Buch über „Die Frankfurter Schule und ihre zersetzenden Auswirkungen" (S. 23), „gelang ihr wieder nach Deutschland zurückgekehrten Frankfurter Schule in gut einem Jahrzehnt bis Anfang der 60er Jahre: den längst überholten und auch – etwa von Werner Sombart, Max Weber oder Vilfredo Pareto – wissenschaftlich und seit der russischen Revolution mit ihren Millionen Toten auch praktisch widerlegten Marxismus und den von der deutschen Kriegsgeneration in seiner Gefährlichkeit erkannten Kommunismus in Westdeutschland zu rechtfertigen, beide (und ich, Kratzel, füge hinzu: mit Hilfe des nach ´68 erfolgreich implantierten Antikommunismustabus) nicht nur wieder gesellschaftsfähig, sondern sogar zur führenden „geistigen" Mode der westdeutschen jungen Intellektuellen zu machen." Man denke hier nur daran, mit welcher absoluten Selbstverständlichkeit und welchem kritiklosen Entgegenkommen der Vorsitzende einer vom Verfassungsschutz als verfassungsfeindlich und linksextremistisch klassifizierten Partei, Herr Gysi von der PDS, in den vergangenen Jahren im Fernsehen präsentiert wurde. Das Gysi-Beispiel ist doch nur die Spitze eines Eisberges von inzwischen unübersehbar sichtbar gewordenen Fakten und Zusammenhängen, die den Philosophen und Zeitgeistkritiker Günter Rohrmoser in seinem bereits 1977 geäußerten Urteil bestätigen, daß nämlich „die Frankfurter Schule die Entwicklung des Marxismus zu einer entscheidenden, vielleicht d e r entscheidenden gesellschaftspolitischen Kraft in der Bundesrepublik" herbeigeführt hat. Und diese Kraft, die sich – jedenfalls in der Bundesrepublik – bis zum heutigen Tage erfolgreich gegen jeden Versuch eines Vergleichs von Nationalsozialismus und Kommunismus behauptet hat und daher das politische Jahrhundertthema schlechthin, das Totalitarismusthema, von der politischen und medialen Bühne mit allen Kräften fernhält, verdrängt, bezieht ihre Impulse peinlicherweise nicht nur aus dem weltlichen, sondern auch aus dem kirchlichen Raum. Bereits 1949 hatte sich der einflußreiche protestantische Theologe Karl Barth in einer programmatischen Rede im Berner Münster, zu einer Zeit, als die osteuropäischen Staaten unter das Joch des Stalinismus gezwungen wurden, wie folgt geäußert: „Dann ist es am Platz, auch im Blick auf den Kommunismus von heute das Unterscheiden nicht zu unterlassen: das Unterscheiden zwischen seinen totalitären Greueln als solchen und dem, was dabei positiv gemeint und beabsichtigt ist." Und etwas später heißt es, es entbehre nun wirklich allen Sinnes, „wenn man einen Mann von dem Format von Josef Stalin mit den NS-Scharlatanen auch nur einen Augenblick im gleichen Atemzug nennen wollte." Kein Wunder daher, wenn Barths Fachkollege Johann Baptist Metz 1968 im Geist von Marcuse und Bloch formulierte: „Wenn christliche Liebe sich gesellschaftlich motiviert als unbedingter Wille zur Gerechtigkeit und zur Freiheit für die anderen, dann kann unter u.U. gerade diese Liebe selbst revolutionäre Gewalt gebieten." (Nachlesbar im SPIEGEL Nr. 4, 1968). Und der Philosoph Ernst Bloch brachte es in seinem Marxismus und christlich-jüdisches endzeitliches Gedankengut verbindenden Hauptwerk „Das Prinzip Hoffnung" auf die kurze, einprägsame Formel: „Wo Lenin ist, ist Jerusalem." Die Anwohner des Von-Melle-Parks in Hamburg werden sich sicherlich daran erinnern, daß das Haus des wirtschaftswissenschaftlichen Fachbereichs etwa 10 Jahre lang mit der riesigen

Aufschrift „Marx-Engels-Lenin-Stalin-Mao Tse Tung-Institut" versehen war, und zwischen den beiden Fenstern des Fachschaftsraumes des Fachbereichs Pädagogik hing in dieser Zeit des Archipel GULag ein etwa 50 X 40 cm großes rosenbekränztes – rundum rosenbekränztes! – Stalinbild. In diese geistige Wirrnis paßt, wenn mir ein Student während eines Seminars über Literatur und Sowjetideologie in der Stalinzeit im Zusammenhang mit meinem Hinweis auf die Millionen Systemopfer entrüstet entgegenhält, im Gegensatz zum Nationalsozialismus seien unter Stalin, so wörtlich, „doch nur ein paar hundert Leute erschossen worden." Viel schlimmer, ja unfaßbar die Worte einer Studentin auf dem Liftflur des 5. Stockwerks im Philosophenturm der Hamburger Universität, wo ein Plakat hing, das zur Besichtigung des ehemaligen Konzentrationslagers Neuengamme einlud. Um die Einstellung der Studentin zu erfahren, sprach ich sie an und bemerkte kritisch, daß hier auf ein seit Jahrzehnten nicht mehr betriebenes Lager hingewiessen werde, daß aber von den zahllosen gegenwärtigen Konzentrationslagern der kommunistischen Gewaltregimes niemals irgendwo in der Uni die Rede sei. Ich sehe noch den entsetzt-erstaunten Blick der Studentin und höre ihre Worte: „Was – das KZ Neuengamme gibt es nicht mehr?" Da sie mit einem ausländischen Akzent sprach, mußte ich vermuten, daß sie als Ausländerin offenbar von der Fortexistenz politisch wirksamer neonazistischer Kräfte überzeugt gewesen sein dürfte, die in der Lage waren, politische Gegner in Konzentrationslagern zu inhaftieren.

Werfen wir nun vielleicht einmal einen Blick auf die lehrenden Achtundsechziger der Hamburger Universität und ihre politrhetorische Demagogie, wie sie sich in der sog. „Erklärung Hamburger Hochschullehrer zu den Berufsverboten" offenbart. Da das Grundgesetz keine Festlegung auf die „marktwirtschaftliche oder kapitalistische Wirtschaftsordnung" enthalte und die Eigentumsordnung der Republik gemäß Artikel 14 GG daran zu messen sei, ob sie dem Wohle der Allgemeinheit diene, so folge daraus, „daß Meinungen und wissenschaftliche Theorien, die an der marktwirtschaftlichen Ordnung Kritik üben (ein ganz zentrales Anliegen der Achtundsechziger – Kr.) bzw. zu dieser (marktwirtschaftlichen Ordnung) Alternativen entwickeln, in Übereinstimmung zum Grundgesetz stehen." Aus der Nichtgebundenheit des Grundgesetzes an eine bestimmte Wirtschaftsordnung folgt jedoch keineswegs die grundgesetzliche Verfassungskonformität beliebiger Alternativen. Das wird raffinierterweise zwar nicht behauptet – es heißt ja nicht „Alle Meinungen...", aber durch unscharfe Ausdrucksweise suggeriert. Andererseits genießen natürlich Meinungsäußerungen grundsätzlich den Schutz des Grundgesetzes, doch darum nicht auch Schutz vor einer Prüfung auf Grundgesetzkonformität ihrer Inhalte. Der ahnungslose Nachgeborene mag an diesem kleinen Detail erkennen, mit welcher verbalen Raffinesse die universitären Verfasser zu Werke gingen und „Systemveränderung" – hier im politischen Bereich „Marktwirtschaft versus Planwirtschaft" – inszeniert werden sollte.

An dieser Stelle möchte ich nun etwas ganz Grundsätzliches sagen. Wer die damalige Zeit vor Ort miterlebt hat, weiß aus seiner alltäglichen Erfahrung, daß der Dissens zwischen den Achtundsechzigern und dem Rechtsstaat dessen innerste Substanz betraf. Waren doch die gestaltenden Akteure dieser Bewegung nicht bereit, aus der fruchtbaren, aber moralisch anspruchsvollen grundgesetzlichen Polarität von gewährleisteter Weltanschauungsfreiheit einerseits – in diesem Falle ihrem Glauben an ihre wie auch immer definierte sozialistische Basisdemokratie oder dergl. – und andererseits der grundgesetzimpliziten Forderung des Nichterstrebensollens eines Weltanschauungsstaates heraus politisch zu handeln, also unter Anerkennung der Unantastbarkeit weltanschauungspluraler Verhältnisse ihre politischen Vorstellungen einem störungsfreien kritisch-rationalen Diskurs auszusetzen, parteiübergreifende Kompromißfähigkeit bzw. Konsensbereitschaft zu praktizieren und Mehrheitsentscheidungen zu respektieren. Daß die Einrichtung eines auf eine bestimmte und komplett verfassungsverankerte – z.B. rätesozialistische o.ä. – Weltanschauung gegründeten Gemeinwesens völlig unausweichlich zu Repressionen gegenüber Andersdenkenden führen muß, also die totalitäre Problematik des Weltanschauungsstaates, wurde von den Achtundsechzigern nie diskutiert, war für sie aber auch infolge ihrer marxistischen Grundhaltung weder ein theoretisches noch ein praktisches Problem; denn in ihrem sog. „dialektischen" Theorie-Praxis-Verständnis – für das später noch ein prominentes Beispiel folgt – war dank Sankt Marx dem durch keinerlei parteilichkeitsübergreifende, allgemeinmenschliche Moralprinzipien gebändigten Terror in allen seinen Varianten eine zentrale Rolle bei der einst erhofften endgültigen Eliminierung widerstrebender Andersdenkender auf dem Wege zur politischen Endlösung des sog. „Rätsels der Geschichte" zugedacht, jene Rolle, die im sog. „sozialistischen Weltsystem" damals längst vielgestaltige Realität geworden war. Wie marxisiert die hochschulpolitischen Aktivitäten der Achtundsechzig an meinem Slavischen Seminar waren, möchte ich mit einem ideologisch aufschlußreichen Beispiel aus der damals täglich erlebten Seminarrealität demonstrieren. So gelangte ich 1970 in die Schußlinie des MSB Spartakus, als ich in meinen Vorschlägen zu einem neuen Studienplan für das Fach Slawistik schrieb: „Die nicht nur zeitbedingte, sondern auch vom Fach her unvermeidliche Konfrontierung des Studenten der Russistik/Slawistik mit sozialistischer, kommunistischer und insbesondere bolschewistischer Ideologie in Literatur – und Geistesgeschichte des 19. und 20. Jahrhunderts erfordert den Einbau eines obligatorischen, auf die besondere Situation des Slawisten/Russisten abgestimmten philosophischen Propädeutikums. Es hätte die Aufgabe, philosophische Grundbildung zu vermitteln und den Slawisten/Russisten zu kritischer Argumentation gegen Ideologie überhaupt und kritischer Auseinandersetzung mit sowjetischer Ideologie im besonderen zu befähigen." Ein Vertreter des Fachschaftsrates Slawistik, Spartakist, bescheinigte mir in einem Flublatt „Offenheit im Antikommunismus" und schrieb u. a.: „Parteilichkeit ist also unvermeidlich und sollte auch nicht vermieden werden. Die Frage stellt sich: Parteilichkeit für wen? Kratzels Parteilichkeit, die bürgerliche, verbirgt sich letztlich hinter allen bisher vorgelegten Papieren. Worum es uns in dieser Frage geht, ist, aus der Offenlegung des Ideologiecharakters der Slawistik, ihrer offenen und versteckten Parteilichkeit, neue Ansätze zu gewinnen. Dies wird aber nur möglich sein, wenn der bürgerlichen Parteilichkeit ihr Gegensatz entgegengestellt wird: die Parteilichkeit des Wissenschaftlichen Sozialismus, des Proletariats. Daher: Das Studium des Wissenschaftlichen Sozialismus muß gewährleistet sein!" Eine für heutige Ohren unglaubliche Forderung auf dem Höhepunkt des Kalten Krieges zwischen demokratischer westlicher und totalitärer Sowjetzivilisation. Antikommunismus galt damals – und gilt in spezifischer Weise auch heute noch – als politische Todsünde, und zwar nicht nur wegen der Ablehnung kommunistischer Ideologie („die Nazis waren Antikommunisten, folglich sind Antikommunisten Nazis"), sondern weil Antikommunismus die „Koexistenz" gefährde. Was allerdings kaum jemand in dieser Republik wußte, war die Deckungsungleichheit des westlichen und des östlichen Koexistenzbegriffes. Und der östliche/sowjetische lehnte jede geistig-ideologische Koexistenz im Gegensatz zur nützlich-ökonomischen radikal ab, mehr noch – er forderte die Vertreter demokratischer Zivilisation zur geistigen Auseinandersetzung auf. „Die friedliche Koexistenz (so heißt es im 1963 von Rosental und

Judin in Moskau herausgegebenen „Philosophischen Wörterbuch") der kapitalistischen und der sozialistischen Staaten bedeutet nicht ein Erlöschen des Klassenkampfes oder ein Versöhnung mit der bürgerlichen Ideologie, wie dies die Revisionisten behaupten" – gemeint sind hier die Sozialdemokraten. Friedliche Koexistenz sei eine „spezifische Form des Klassenkampfes, der mit friedlichen Mitteln geführt wird." Und der Moskauer Chefideologe Suslow hämmerte den Sowjetbürgern jahrelang ein: „Die ideologische Auseinandersetzung geht weiter!" Wer aber in der Achtundsechzigerzeit über diesen geistig aggressiven Kern des sowjetischen Koexistenzbegriffes aufklärte, wurde – leider sogar in konservativen Kreisen – als „kalter Krieger" verunglimpft, eine geistige Wirrnis, die heute ihren Höhepunkt in einer bodenlosen politischen Verlogenheit erreicht hat. Das scheinbar Unglaubliche ist, daß auch die Sowjets von „kalten Kriegern" sprachen, obgleich diese sich doch der von ihnen geforderten geistigen Auseinandersetzung stellten. Die Erklärung liefert das oberste sowjetkommunistische Moralprinzip – die „Parteilichkeit". Wenn die Sowjets – allerdings nur im Westen – sich der Diffamierung der sog. „kalten Krieger", die die geistige Auseinandersetzung doch gerade im Sinne der Sowjets forderten, anschlossen, so war dies ein parteilichkeitsmoralisches Gebot im Rahmen des gemäß ihrer Ideologie dialektisch-widersprüchlich ablaufenden Geschichtsprozesses. So handelten sie zwar in formalem Widerspruch zu ihren eigenen Koexistenzbegriff als solchem, nicht aber im Gegensatz zu der diesem Koexistenzbegriff übergeordneten dialektischen Praxis im Sinne ihrer totalitären Weltanschauungsstaatsideologie und damit nicht im Gegensatz, sondern in absoluter Übereinstimmung mit der dieser Ideologie untergeordneten kommunistischen Parteilichkeitsmoral, eigentlich Parteilichkeitsamoral. Wer aber kannte bei uns diese Dinge? Hier muß ich nun einfügen, daß inzwischen, also Anfang der 70er Jahre, in Hamburg wie auch in anderen Universitätsstädten die Hochschulreform durch die sozialliberale Regierung und im Zusammenhang mit Willy Brandts Wort „Mehr Demokratie wagen" vorangetrieben worden war. Die leistungsstarke, international hochangesehene deutsche Universität wurde unter dem Druck der Achtundsechziger in eine Räteuniversität umgewandelt, die Ordinarien wurden entmachtet, an ihre Stelle trat der Institutsrat, die Geschicke der Fakultäten, jetzt Fachbereiche genannt, lagen in den Händen des Fachbereichsrates, die Studenten bekamen ihr Parlament und den „ASTA" (Allgemeinen Studentenausschuß) und in den Seminaren ihren Fachschaftsrat, in den Berufungskommissionen saßen – in Hamburg jedenfalls – sogar mehrere Jahre lang Vertreter des Reinigungspersonals. Freilich, diese ordentlichen und anständigen Mitmenschen waren am Absinken des Leistungsniveaus nicht schuld, sondern jene – Studenten und Lehrende -, die jahrelang mehr Achtundsechzigerpolitik als Studium bzw. Lehre betrieben, ganz abgesehen von den leistungsmindernden Zwängen der rätedemokratischen Bürokratisierung, denen auch die Nichtachtundsechziger unter den Lehrenden unterlagen, die – als Institutsdirektoren oder Fachschaftsabgeordnete – immer wieder kostbare Zeit für halb bürokratische, halb politische Tätigkeiten abzweigen mußten, anstatt sie für Forschung und Lehre zu benutzen. Das Schlimmste aber war das durch die linksbestimmte Demokratisierung erzeugte erregte Klima, das vielfach die zwischenmenschlichen Beziehungen regelrecht zerstörte. Niemand, der dabei war, kann es bestreiten: Marxisten aller Schattierungen aus den Reihen der Studenten, aber eben auch des Lehrkörpers – ein besonders deprimierendes Kapitel bundesdeutscher Universitätsgeschichte insbesondere der 70er Jahre – haben damals in Hamburg wie auch an anderen Universitäten der Bundesrepublik und Westberlins Andersdenkende, und zwar Studenten wie Lehrende, als politisches Freiwild behandelt und tagtäglich einem skandalösen, sich ständig steigernden und erst in der zweiten Hälfte der 70er Jahre unerwartet abrupt endenden psychophysischen Terror ausgesetzt, einem Terror, den die bundesdeutsche Öffentlichkeit, das Fernsehen, die demokratischen Parteien, die Regierungen und die Justiz, der Rechtsstaat und seine Repräsentanten insgesamt nicht gebührend zur Kenntnis genommen, geschweige denn beantwortet haben, aus welchen Gründen auch immer. Ein zentrales Konfliktthema der Achtundsechziger-Studentenschaft war die angebliche Behinderung freier Meinungsäußerung. Darunter verstand man freilich nicht etwa Diskussionen auf dem Seminarflur, sondern in den Lehrveranstaltungen. So erging es auch mir entsprechend, als ich während eines Seminars zur Diskussion gezwungen werden sollte, mich aber hierzu nur bereit erklärte, sofern diese nach dem Seminar stattfände. Ich verwies darauf, daß unsere Institutsordnung die Regelung von Konfliktfällen dem Institutsrat übertragen habe, daß die Möglichkeit der Klage gegen mich bei meinem Dienstherrn gegeben sei und daß ich in der Erzwingung einer sog. „Diskussion" während des Seminars Nötigung erblicke. Das wurde mir natürlich übel vermerkt, obwohl ich mich für die restlichen 22 Stunden des Tages und ausdrücklich auch der Nacht zur Diskussion bereiterklärte. Keine zwei Stunden später wurde im Slawischen Seminar ein Flugblatt unter dem Titel „Nötigungsklage angedroht!" verteilt, das die eigentliche Qualität des „demokratischen Aufbruchs ´68" jedem sichtbar macht. Ich zitiere die letzten Passagen: „Dr. Kratzel zieht sich in seiner Argumentation auf das Uni-Gesetz zurück und versucht damit, der Frage der Meinungsfreiheit auszuweichen. Das Recht auf freie Information und Meinungs-äußerung – auch innerhalb von Lehrveranstaltungen – ist aber ein elementares politisches Recht, das durch kein anderes eingeschränkt werden darf. Diese Vorfälle am Slawischen Seminar sind nicht isoliert zu sehen, sondern reihen sich ein in die verstärkten Angriffe der reaktionären Mitglieder des Lehrkörpers zur schrittweisen Durchsetzung des Ordnungsrechtes an der gesamten Uni. Diesem reaktionären Treiben in nahezu allen Instituten des Phil-Turms muß eine ebenso geschlossene wie massive Front der fortschrittlichen Studenten entgegengesetzt werden." Und diese "fortschrittlichen" Achtundsechziger waren – was heute z.B. der Herr Bundespräsident und der Bündnis 90/Grüne-Vorsitzende Rezzo Schlauch verschweigen, die ich noch zitieren werde – hochgradig sowjetophil. Ich habe diesen Fortschrittlichen daher, da ich nicht gewillt war, diese Diffamierung meiner Person hinzunehmen, im Institutsrat und in der Vollversammlung der Studentenschaft unseres Seminars meine Meinung zu ihrem Meinungsfrei-heitsbegriff gesagt. Wenn diese fortschrittlichen Damen und Herren jene Lehrkräfte, die für den Rechtsstaat, für Recht und Gesetz, für Ordnung und Disziplin einträten, mit den einstigen Vertretern des Obrigkeitsstaates gleichsetzten, die einmal Ruhe zur ersten Bürgerpflicht erklärten, so müsse man ihnen wohl einmal die drakonischen Vorschriften ihrer sowjetischen Freunde, die Vorschriften der sowjetsozialistischen Hochschuldisziplinarordnung vor Augen halten, damit sie begriffen, welche Narrenfreiheit sie in der Bundesrepublik genössen. Und ich zitierte ihnen: „Wenn ein Student aus triftigen Gründen nicht zu den Lehrveranstaltungen erscheint, so ist er verpflichtet, spätestens am nächsten Tage hiervon den Dekan seiner Fakultät in Kenntnis zu setzen und am ersten Tage seines Wiedererscheinens in der Hochschule Angaben über die Ursachen seines Nichterscheinens zu machen. Im Krankheitsfalle legt der Student dem Dekan eine auf einem amtlichen Formular abgefaßte Be-scheinigung der entsprechenden Behandlungseinrichtung vor. Wenn die Lehrkraft das Auditorium betritt, haben die Studenten sich von ihren Sitzen zu erheben. Die Studenten haben diszipliniert und reinlich aufzutreten sowohl in der Hochschule als auch auf der Straße und auf öffentlichen Plätzen. In den Räumen der Lehranstalt ist verboten: das Tragen von Mänteln, Kopfbedeckungen oder

Überschuhen, lautes Reden, Lärm, das Gehen auf den Korridoren während der Lehrveranstaltungen, Rauchen in nicht eigens dafür ausgewiesenen Örtlichkeiten. Wer gegen die Hochschuldisziplin verstößt, hat zu gewärtigen einen Ordnungsruf, einen Verweis, einen strengen Verweis mit Verwarnung und als äußerste Maßnahme den Ausschluß aus der Lehranstalt. „Nur ein demokratisches Staatswesen, nur der Rechtsstaat, so erklärte ich in das vielsagende Schweigen der „Fortschrittlichen" hinein, könne den vernünftigen Gebrauch von „law and order", wovon hier ständig diffamierend geredet werde, garantieren. Ähnliches sei zu dem hier völlig falsch verstandenen und daher auch falsch praktizierten Meinungsfreiheitsbegriff zu sagen – sofern man ihn nicht absichtlich falsch verstehe bzw. praktiziere. Natürlich gebe es keine „Genehmigungspflicht" für Meinungsäußerungen. Dies bedeute aber noch lange nicht, daß man überall und jedem, egal wo und wann, sagen könne, was man auch immer will. Niemand habe ja das Recht, mir in meiner Wohnung, wenn ich im Bett läge, ein Plakat vor die Nase zu halten, um mir seine „Meinung" zu sagen, nur weil das Grundgesetz jedem freie Meinungsäußerung garantiere, und Gleiches gelte z.B. auch für die Verteilung von Flugblättern in Gottesdiensten oder Klavierkonzerten. Hier sei, und zwar gerade im Rechtsstaat, die Polizei zuständig. In diesem Zusammenhange fragte ich die anwesenden „Fortschrittlichen", ob sie sich schon mal vergegenwärtigt hätten, was geschähe, wenn jeder Bürger, der etwas an unserem Staate oder an seinen Mitbürgern auszusetzen hätte, sich in Wort und Schrift so verhalten würde, wie sie es täten. Die erwartete Diskussion – z.B. über den Kategorischen Imperativ – blieb jedoch aus; denn wenn man keine Gegenargumente hat, so schweigt man lieber und stellt den Antrag, zum nächsten Tagesordnungspunkt überzugehen.

Mein Kollege Johannes Schröpfer hat den damaligen Zustand des „Aufbruchs ´68" in einem Flugblatt unter dem Titel „Fieberzustand" vom 16. 12. 1971 wie folgt beschrieben: „Die Maßlosigkeit der linken Forderungen und ihrer Propaganda in der Universität und auf ihrem Gelände isoliert die Universität von der Öffentlichkeit. Auf Schritt und Tritt schreien einen Plakate, Flugzettel oder Wandaufschriften an, sprechen von Prüfungen als Mittel des Herrschaftssystems zur Unterdrückung, verlangen ihre Abschaffung, verlangen Lehrberechtigung und Prüfungsberechtigung für Studenten, bezeichnen Lehrveranstaltungen als ineffizient, weil nicht berufsorientiert, um im nächsten Augenblick die Ausrichtung von Lehrinhalten auf Berufsziele als Unterdrückungsmittel zu denunzieren und ihre Abschaffung bzw. die Störung ihrer Vermittlung zu fordern. Typisch für diesen Zickzackkurs der Linken ist ihr Verhalten in der Frage der Zwischenprüfung. Zuerst verlangten sie sie mit unmißverständlichem Nachdruck. Als sie eingeführt war, unter spürbarem Kräfte- und Zeitaufwand der Lehrenden, drehte man die Forderung um, verlangte ihre Abschaffung und störte ihren Verlauf mit Gewalt. Es waren linke Studentenvertreter, die diese Aktionen leiteten und dazu aufforderten. Solche Entwicklungen rufen bei jedem denkenden Menschen den Verdacht hervor, daß diese Aktionen tatsächlich dazu geplant werden, um unser Bildungssystem unwirksam zu machen und unsere Leistung im internationalen Wettbewerb zu schwächen. Dies ist auch schon geschehen." Daß die Umgestaltung des gesellschaftlichen und politischen Lebens der Republik von den neomarxistischen Umgestaltern und Umerziehern aus den Reihen der Frankfurter Schule wegen des voraussehbar hochgradigen Desinteresses der breiten Öffentlichkeit natürlich nicht von den universitären Achtundsechziger-Aktionen allein erwartet wurde, zeigt die schon 1969 von dem der Frankfurter Schule entstammenden Adorno-Schüler Habermas in seiner Schrift „Protestbewegung und Hochschulreform" formulierte Forderung, die neue, v. a. neomarxistisch inspirierte Protestbewegung mit ihrem Demokratisierungsprinzip in Kirchen, Kulturbetriebe, Justiz und Presse, Gewerkschaften und Parteien hineinzutragen, ein Programm, bekannt unter der Bezeichnung „Langer Marsch durch die Institutionen", das zu flächendeckender linkszeitgeistiger Bewußtseinsprägung und – im Blick auf das Resultat – zu einem von verfassungswidriger „political correctness" überwachten politischen Duckmäusertum geführt hat, das nicht mehr wagt, deutsche Interessen zu artikulieren. Und v. a. der politische Erfolg war durchschlagend, wenn man die heutige Führungsspitze der Republik betrachtet. Es ist schon fast erschreckend aufschlußreich, wenn Bundeskanzler Schröder ganz im Sinne neomarxistisch-antinationalen Denkens am 19. April in Berlin erklärt: „Mir geht es nicht um eine gesamtdeutsche Identität, sondern es geht mir um die Herausbildung einer gemeinsamen Identität der in Deutschland Lebenden. Die Vorstellung etwa von einem vereinheitlichten Geschichtsbild aller Deutschen widerspricht unserem Ziel einer offenen, einer demokratischen Gesellschaft. Wir sollten uns also darauf einstellen, daß es noch längere Zeit in Anspruch nehmen wird, bis wir auch geistig eine ´Nation von Staatsbürgern´sind, wie sie Jürgen Habermas für uns wünscht." Deutlicher kann man es in wenigen Worten nicht sagen, was hier von einem Exachtundsechziger in unverhülltem Rückbezug gar auf Habermas gewünscht wird. Deutscher ist nicht, wer Angehöriger des deutschen Volkes ist, sondern wer in Deutschland lebt, denn der Begriff „Volk", wie ihn das gültige Grundgesetz versteht, haben v. a. die roten und grünen, aber leider auch gewisse andere Volks-, eigentlich also Bevölkerungsvertreter aus ihrem Vokabular gestrichen und durch die Begriffe „Gesellschaft" und „Bevölkerung" ersetzt.

Bevor ich daher abschließend kurz auf den mit den Achtundsechzigern in Verbindung gebrachten sog. „Wertewandel" der letzten Jahrzehnte eingehe, möchte ich das Generationenkonfliktthema Nr.1 der Achtundsechziger, nämlich die „Vergangenheitsbewältigung", unter die Lupe nehmen. Hat doch erst kürzlich (laut Mindener Tageblatt vom 12. 3. 01) Bundespräsident Rau zeitgeistadaequat gesagt, daß wir „dieser Protestbewegung einen entscheidenden Anstoß dafür (verdanken), daß wir uns in der Folge offener und ehrlicher mit unserer Vergangenheit auseinandergesetzt haben, als das bis dahin der Fall war." Ich kann dies überhaupt nicht nachvollziehen, wenn ich als Zeitzeuge etwa auf die pseudosachlichen, pseudowissenschaftlichen, den heutigen geschichtswissen-schaftlichen Erkenntnisstand ignorierenden, schwarzweiß malenden Vergangen-heitsbewältigungsfilme der letzten Jahre zurückblicke. Es müßte daher den Nach-geborenen zu denken geben, wenn ausgerechnet ein prominenter Parteigenosse des Herrn Bundespräsidenten und ehemaliger SPD-Vorsitzender, nämlich Altbundeskanzler Helmut Schmidt, sich alles andere als schmeichelhaft über diese Achtundsechziger äußert. Für ihn handelt es sich „tatsächlich um eine weitausgreifende Massenpsychose". Mit Mao-Bibeln seien sie herumgelaufen zu einer Zeit, als „im diktatorisch regierten China gleichaltrige Jugendliche, psychotisch exaltiert, schändliche Verbrechen en masse begingen." Und es, füge ich hinzu, wie die linksliberale ZEIT Nr. 23 vom 31. Mai 1996 berichtete, im kulturrevolutionären China der 60er Jahre zu einfach unfaßbaren regelrechten öffentlichen Menschenschlachtungen mit nachfolgendem Fleischverzehr kam. Wer von den Achtundsechzigern, so Schmidt weiter, auf die Generation des Wiederaufbaues überheblich herabschaue, sollte „sich selbst Rechenschaft über seine eigenen Verirrungen ablegen."

Es ist daher eigentlich mehr ein Witz als eine Frechheit, vielleicht auch Unwissenheit, wenn der 1947 geborene Fraktionsvorsitzende von Bündnis 90/Die Grünen, Rezzo Schlauch, kürzlich in einer norddeutschen Zeitung für die Achtundsechziger angesichts ihrer angeblich so großartigen Leistungen das Bibelwort zitiert: „An ihren Früchten sollt ihr sie erkennen" und behauptet, daß eine so weltoffene, liberale, pluralistische Gesellschaft wie heute vor 1968 „ganz sicher nicht bestanden hat." Was aber wissen denn eigentlich Schlauch und Altersgenossen wirklich von dem, was sich schon allein in den ersten Nachkriegsjahren nicht nur materiell, sondern auch geistig abgespielt hat? Was wissen sie vom Aufatmen in den Seelen einer psychophysisch beispiellos schwergeprüften Generation, als der Krieg – wenn auch noch nicht a l l e s Gemetzel und Unrecht – zu Ende war, das NS-System beseitigt und sich schon vor Gründung der Bundesrepublik sehr rasch eine – fast materiell spürbare – geistige Aufbruchsstimmung in Richtung auf das damals vielzitierte und zu erneuernde „Christliche Abendland" ausbreitete? Ich spüre diese Stimmung noch heute, wenn ich über meine ersten Nachkriegsjahre am Niederrhein nachdenke. Was wissen Schlauch und Altersgenossen von den damaligen leidenschaftlichen Debatten nach Feierabend über NS-Zeit, Krieg, Gefangenschaft, Vertreibung aber eben auch das Thema „Diktatur und Demokratie", geführt im familiären Kreis, in Tagespresse, den neuen Zeitschriften, bei Vorträgen und in politischen Veranstaltungen? Gar nicht zu reden von den ersten Jahren nach der 1949 erfolgten Republikgründung, als die von den Achtundsechzigern verleumdete Kriegsgeneration eine funktionsfähige Demokratie g e i s t i g aufbaute, denn Demokratie ist ein geistiges Gebilde, und ihr Aufbau erfordert geistig-sittliche Energien – als also keineswegs nur ein wirtschaftliches Aufbauwunder vollbracht wurde. Eine Leistung – und das muß man den heutigen Bestreitern vollzogener Vergangenheitsbewältigung immer wieder vor Augen halten -, die nicht annähernd so wie geschehen hätte erbracht werden können, wenn diese Kriegsgeneration ideologisch so deformiert gewesen wäre, wie dies heute – allerdings meistens von Nichtzeitzeugen – immer wieder behauptet oder gar, wie in den kritikablen Machwerken eines Guido Knopp, filmisch den Nachkriegsgenerationen eingehämmert wird. Haben denn diese Vergangenheitsbewältigungsbestreiter nicht begriffen, daß die Nationalsozialisten in den wenigen - nämlich sechs - Friedensjahren auch nicht einen Bruchteil solch wirksamer ideologischer Infrastrukturen aufbauen konnten wie die Sowjetunion in mehr als einem Dreivierteljahrhundert ihres Bestehens? Und schon im siebenten Jahr, mit Kriegsbeginn, ging es für Millionen Menschen um etwas ganz anderes als Ideologie, wenn es ihnen überhaupt je darum gegangen war, für die Soldaten aber sehr schnell nur noch um eines – das nackte Überleben. Wenn aber ein Daniel Goldhagen (in dem Buch „Hitlers willige Vollstrecker") in abenteuerlicher Überschätzung der damaligen – v. a. auch medialen – Realitäten gar von „täglicher ideologischer Indoktrination der deutschen Bevölkerung" redet (Es gibt heute Leute, die allen Ernstes glauben, daß der Reichspropagandaminister Goebbels täglich im Fernsehen indoktrinierte!), so macht er die geistige Aufbaubereitschaft und Aufbauleistung der Kriegsgeneration völlig unbegreiflich. Sie ist aber nur plausibel zu machen, wenn man die eben nur von Zeitzeugen beantwortbare Frage nach der totalitären Qualität, nach der Intensität totalitärer Beeinflussung der Deutschen durch das NS-Regime stellt, wobei eine Gewichtung der Aussagen ohne systemvergleichend-totalitarimuskritische Methodik zwangsläufig kein geschichtswissenschaftlich bzw. politikwissenschaftlich brauchbares Ergebnis – jedenfalls in dieser Frage – erbringen kann. Und dieser Totalitarismusqualitätsvergleich ginge extrem zu Ungunsten des stalinistischen Regimes der damaligen Zeit aus, weshalb die Achtundsechziger ihn scheuten, wie der

Teufel das Weihwasser, und zwar ähnlich wie Karl Raimund Poppers Bücher. Nicht gerade ein Zeichen für Ehrlichkeit und Wahrheitsliebe. Infolge ihres halbierten, den Kommunismus ignorierenden Bewältigungsbegriffes waren sie daher nie und sind auch ihre heutigen Sympathisanten nicht befähigt, wirklich umfassende und in die Tiefe gehende Vergangenheitsbewältigung auch nur zu fordern. Doch selbst ein den Totalitarismus kritisch analysierender, rationale Beurteilungskriterien definierender wissenschaftlicher Bewältigungsbegriff hätte an der unaufhebbaren Ungreifbarkeit seines wichtigsten, nämlich inneren Momentes scheitern müssen – der Unzugänglichkeit und rationalen Unüber-prüfbarkeit des inneren Vollzuges einer Wandlung hin zur Demokratie. Auch fürchten die in der 68er-Tradition politisch Tätigen, daß als Folge eines ent-tabuisierten Systemvergleichs die zumeist unredlich gehandhabten und rational höchst fragwürdigen „Aufrechnungs"-, „Verharmlosungs"- und „Relativie-rungs"vorwürfe an die Adresse renitenter Historiker in noch deutlicheres logisches, historisches und v. a. auch moralisches Zwielicht geraten könnten als bisher und die diesen fragwürdigen Vorwürfen implizite Verharmlosung der alliierten Großverbrechen bewußt machen würden. Es war der KPdSU-Deutschland-Experte Nikolaj Portugalow, der – sicherlich nolens und nicht volens, also wohl unfreiwillig – im Februar 1988 in der Evangelischen Akademie Bad Segeberg blitzartig bewußt machte, warum die Vergangenheitsbewältigungs-forderungen nicht wirklich erfüllt werden können, indem er als Versöhnungs-voraussetzung (Tagungsthema: „Versöhnung mit den Völkern der Sowjetunion") einen „seelischen Kniefall" der Deutschen forderte. Wie aber soll jemals der Beweis erbracht werden können, daß den unausweichlich äußeren Bekundungen innerer Kniefälligkeit auch zweifelsfrei ein innerer Kniefall korrespondiert, daß also die äußeren Bekundungen nicht vorgetäuscht sind? Ein solcher Beweis ist nicht möglich. Mehr als die erbrachte Demokratieaufbauleistung als plausibler Nachweis geistig-moralischer Vergangenheitsbewältigung und die alltägliche demokratische Praxis der Aufbaujahre kann und braucht die Kriegsgeneration auch nicht vorzuweisen; denn wären die zweifellos unbestreitbaren Defizite so groß, wie in der Achtundsechzigerzeit und selbst heute immer noch vielfach im Polit-Talk-Show-Geschäft behauptet, so wäre nicht buchstäblich im Handum-drehen eine funktionierende Demokratie aufgebaut worden. Zu den verlogensten Achtundsechzigervorwürfen gehört in meiner Sicht daher auch das Märchen von der angeblichen Gesprächsverweigerung der Alten. Ich kenne in meinem Freundeskreis niemanden, der das Gespräch mit der jüngeren Generation verweigert hätte – Ausnahmen bestätigen die Regel und ich kenne andererseits auch niemanden von der Achtundsechzigerseite, der hier irgendwelche quanti-tativen Verweigerungsnachweise liefern könnte. Ein irrationaler Humbug, über den aber offenbar niemand nachdenkt, der einfach hingenommen und immer wieder reproduziert wird von Leuten, die ein Interesse daran haben müssen, die Stigmatisierung der Kriegsgeneration am Leben zu halten. Sie wird sich, das wage ich zu prophezeien, aus ganz konkreten Gründen nicht aufrechterhalten lassen.

Was nun den mit den Achtundsechzigern in Verbindung gebrachten „Wertewandel" betrifft, so sind sie unbestreitbar an diesem Wandel beteiligt, wie etwa das vorige Schröderzitat zeigt. Doch worin besteht ihre „Beteiligung? Im vorliegenden Falle identifiziert sich der ehemalige Jusovorsitzende von Niedersachsen, Schröder, wenn er von den in Deutschland Lebenden, nicht aber vom deutschen Volk spricht, eine gesamtdeutsche Identität und ein einheitliches deutsches Geschichtsbild ablehnt und mit „offener" Gesellschaft zweifellos eine multikulturelle meint, als marxistischer Internationalist mit dem nichtmarxistischen westlichen Internationalismus, heute Globalismus genannt. Und dieser Haltung entspricht – jedenfalls in der Bundesrepublik – der zunehmend angeheizte „Kampf gegen rechts", übrigens nicht gegen „rechtsextrem", was klar zeigt, daß dieser Kampf nicht eigentlich den Neonazis gilt, deren Chancenlosigkeit man sehr genau kennt, sondern dem nationalen Prinzip und damit auch CDU/CSU sowie die FDP tangieren würde, wenn sie ihr rechtes Profil aus der Adenauerzeit behauptet hätten. Noch einmal zurück zur Frage des Wertewandelbeitrages der Achtundsechziger. Der mit dem Beginn des Industriezeitalters im 19. Jahrhundert einsetzende Modernisierungsschub hätte mit seinem radikalen Diesseitsbezug die dann rasch in einem völligen Materialismus aufgehende westliche Gesellschaft auch ohne die späteren destruktiven Beteiligungsversuche der Achtundsechziger in die gegenwärtige fundamentale, aber keineswegs ausweglose Sinn-, ja eigentlich umfassende Kulturkrise getrieben. Zudem hatte, wohl als Resultat des Wirtschaftswunders, bereits in der ersten Hälfte der sechziger Jahre ein Nachkriegs-Wertewandel eingesetzt, wandte man sich wohl im Gefühl des Erfolges von den Lafontaineschen „Sekundärtugenden" – Pflicht, Fleiß, Leistung, Ordnung – ab und wählte eine individualistische, auf Selbstverwirklichung und Daseinsglück gerichtete Lebensform, wobei allerdings auch diese sicherlich ohne die Achtundsechziger wegen des schwergewichtigen materialistischen Zivilisations- umfeldes später doch in die heutige kulturarme Spaßgesellschaft hineingeführt hätte. Weniger Spaß macht freilich, wenn man einerseits zwar sozial positive Werterealisierungen beobachtet, z.B. wachsenden Massenwohlstand, sozial- staatliche Absicherungen, zunehmende Freizeit usw., andererseits aber schockierende kulturzerstörerische Phänomene beobachten muß. Man denke etwa an die selbst von Politikern betriebene Vernachlässigung, ja, Erschütterung des familiären Wertesystems – ich merke hier in Parenthese an: Hatten nicht die Achtundsechziger über die Ablehnung der väterlichen „Sekundärtugenden" hinaus die Abkoppelung von geradezu allen traditionellen Kulturkreiswerten betrieben, die Befreiung von allen als restriktiv empfundenen Normen? – , ich nenne weiter: die um sich greifende Mißachtung von Recht, Staat und Sittlichkeit, ein Wort, das doch heute kein Politiker mehr in den Mund zu nehmen wagt (Artikel 2 GG wagt noch zu formulieren „Jeder hat das Recht auf die freie Entfaltung der Persönlichkeit, soweit er nicht die Rechte anderer verletzt und nicht gegen die verfassungsmäßige Ordnung oder das Sittengesetz verstößt"), ich nenne weiter: Respektlosigkeit v. a. gegenüber dem älteren Mitmenschen, Mißachtung der Distanz, die optischen Schamlosigkeiten in den Printmedien und die unglaublichen Schamlosigkeiten des Pornofernsehens mit ihrer täglichen Entwürdigung des weiblichen Geschlechts, zunehmender Drogenkonsum und ausufernde Kriminalität, der sichtbare Triumph des Unästhetischen, z.B. in der jugendlichen Alltagskleidung und des Ekelhaften in den Abartigkeiten heutiger sog. „Kunst" bis hin zur Verhöhnung des Religiösen (z.B. bei Didi Hallervorden).

Diagnose? Zweifellos eine fundamentale Orientierungskrise für junge Menschen, mehr noch, eine fundamentale Sinnkrise europäischer Zivilisation mit ihren jeweiligen nationalen Besonderheiten. In Ost und West Krise jener europäischen Moderne, die vom totalitären marxistisch geprägten Bolschewismus im Grunde nur auf die brutalste Weise ad absurdum geführt wurde, eine Moderne, deren völlig immanent ausgerichteter Rationalismus – im Osten mit weltanschau- ungsstaatlichem Druck, im Westen mit den Verführungen des libertinen Wohl- fahrtsstaates – und dies ist meine Hauptaussage – die Abkoppelung unseres seelisch-geistigen Wesenskernes von der Transzendenz bewirkte. Es ist die Krise jener Ratio, die zwar ständig an die Grenzen ihrer Leistungsfähigkeit stößt, aber, verführt durch ihre meßbaren, wägbaren, zählbaren Erfolge, das ihr zugeordnete Transrationale heute fast völlig aus ihrem Blick verloren hat. Damit meine ich jenes Transrationale, das nicht das Irrational-Unvernünftige ist, sondern das rational nicht mehr Begründbare oder – in Religion, Kunst, Moralität – das Erlebbare, jene tiefinnerliche Gewißheit etwa, welche Kant die praktische Philosophie, also die Ethik, über die theoretische Vernunft stellen und damit den Primat dieser sittlichen Vernunft formulieren ließ, weil sie weitaus mehr als die theoretische unserem Leben Rückhalt und Ziel zu geben vermag.

Was ist zu tun? Es gilt, in Fortsetzung der großen europäischen Geistestraditonen – und zu ihnen gehört ganz wesentlich ein natürlich unverzichtbarer Rationalismus – in Ost und West unsere menschliche Position wieder als eine im Spannungsfeld von Immanenz u n d Transzendenz gelegene neu zum Bewußt-sein zu bringen, wobei uns – was man zu Beginn des vorigen Jahrhunderts nie zu prognostizieren gewagt hätte – die Naturwissenschaften zur Seite stehen; denn als Folge des Zusammenbruchs des altmaterialistischen Partikelweltbildes und der Entwicklung und Weiterentwicklung der Quantentheorie, des Eindringens der Grenzwissenschaften und der Transkontaktforschung in das Blickfeld auch skeptisch-zurückhaltender Forschung beginnt sich ein holistisches Weltbild herauszubilden, das das „Alles in Allem", die enge Zusammengehörigkeit von bisher so genannter „Immanenz" und „Transzendenz" erkennen läßt, das Bild eines Multiversums, das mit seinen geradezu abenteuerlichen Qualitäten und Perspektiven dem Menschen der Jahrtausendwende mit einer nie zuvor erreichten Eindringlichkeit das erhabene Mysterium des Seins zum Bewußtsein bringt. Ein einzigartiger, wegweisender Epochenwechsel, der von den sinn-vermittelnden Institutionen endlich wahrgenommen werden müsste. Warum dies bisher unglaublicherweise – oder gibt es doch ganz konkrete Gründe? – nicht geschehen ist, sollten wir dann in der Diskussion erörtern.

Und wie steht es auf diesem Hintergrund mit den Achtundsechzigern? Sie sind m. E. an der Realität gescheitert, an ihren ideologischen Vorurteilen, nicht zuletzt auch an der Ablehnung ihrer Aktivitäten durch unsere Bürger. Aber sie haben – inzwischen domestiziert oder doch domestiziert auftretend – bedeutenden politischen Einfluß gewonnen. Ihr „Marsch durch die Institutionen" ist geglückt. Daher müssen wir ihren weiteren Weg – freilich wohl nicht mehr lange – im Interesse unseres nicht nur von Rechtsextremisten bedrohten Gemeinwesens mit sehr kritischen Augen begleiten.

Damit sind wir von unserer Zeitreise – und Zeitreisen beginnen in die wissenschaftliche Diskussion einzudringen – in die unmittelbare Gegenwart zurückgekehrt und können gleich über unsere Reiseeindrücke sprechen.

EIN OBERSCHLESIER IM ZEITZEUGENSTAND

Rückblick auf acht Jahrzehnte Lebens- und Denkerfahrung samt Erkenntnisbilanz

In meinem Vortrag werde ich Ihnen - freilich nur schlaglichtartig - aus den zehn wichtigsten Themenbereichen berichten, denen meine Lebens- und Denkerfahrungen entstammen. Es sind dies: Meine Herkunft aus OS und meine Familie; Schule und Kirche; Beginn der NS-Zeit, Jungvolk, HJ; Arbeitsdienst, Rekrutenausbildung bei der Luftnachrichtentruppe; Fronterlebnis und Gefangenschaft; Flüchtlingserlebnis Niederrhein, nachgeholtes Abitur, Doppelstudium; die Zeit als Universitätslehrer in Hamburg und meine dortigen Erfahrungen mit den Achtundsechzigern; Erlebnisse während meiner Teilnahme an NSG-Prozessen als Russischdolmetscher; Parteierlebnisse, Vortragstätigkeit, Zeitgeistkritik; schließlich meine Erkenntnisbilanz.

Die Kratzels sind ursprünglich Franken und siedelten dann im Verlaufe ihrer Familiengeschichte nach Österreich und nach Böhmen über. Mein Vater stammte aus dem nördlichen Teil Böhmens, der an Schlesien grenzte, und war demnach Deutschösterreicher, wie es damals hieß. Daher war er im ersten Weltkrieg auch Soldat in der österreichischen Armee, und ich erinnere mich noch lebhaft daran, wie er mir von den Kriegsschauplätzen an Isonzo, Tagliamento und Piave berichtete, während ich als zwei- bis dreijähriges Kind abends im Bett auf seiner Brust hockte und er mir den Schlachtenlärm vormachte und das Einschlagen von Granaten. Seine Mutter war eine Ungarin aus Kecskemet, deren Tierliebe und konfessionsunabhängige Freigeistigkeit mir unvergeßlich sind. Sie hat wohl meine kirchenkritische Haltung mitbegründet. Anders die streng katholische Familie meiner Mutter, die mütterlicherseits einer deutsch-westslawischen Linie entstammte, von Seiten ihres Vaters aber einen napoleonischen Vorfahren aufwies, meinen Ururgroßvater de Cuis, einen französischen Soldaten, der auf dem Rückzug aus Rußland in Oberschlesien Wurzel geschlagen hatte. Ähnlich wird es zumindest in den Grenzgebieten auch in anderen deutschen Familien - freilich nicht nur in deutschen - aussehen, und wir Deutschen sind zweifellos vielfach Mischlinge, aber eben keine eurasisch-negroiden. Meine aus Georgien stammende Tante Warwara, die ein Bruder meines Vaters als Kriegsgefangener dort geheiratet hatte, bevor er sich in Gleiwitz niederließ - er arbeitete mehrere Jahre in Tschiatura als Vermessungsingenieur unter Tage - diese Tante hat mir einen ersten, aber sehr positiv-bestimmenden Eindruck von der russischen Sprache vermittelt, die sie auch im Gespräch mit Mann und Tochter gebrauchte, da sie offenbar nicht sehr sprachbegabt war. Noch heute höre ich ihre in gebrochenem Deutsch gesprochenen Worte, als das Gespräch wieder einmal die erlebte Oktoberrevolutionszeit betraf: "Bolschewiki njich gutt, njich gutt." Höchst erwähnenswert in diesem familiären Zusammenhange ist das Schicksal meines polnisch-oberschlesischen Onkels Ludwik Wadowski, der allerdings, wie mir seine Tochter, also meine Cousine, berichtete, nicht wirklich wußte, ob er nun eigentlich Deutscher oder Pole war; denn er sprach völlig fließend und akzentfrei Deutsch und hatte in seinem Bücherschrank neben Mickiewicz und Sowacki Goethe und Schiller stehen. Sein Verhängnis war, daß er eine Deutsche, die Schwester meiner Mutter geheiratet hatte, aber nach der völkerrechtswidrigen Abtrennung Ostoberschlesiens nicht wie die meisten unserer Familienmitglieder nach Westoberschlesien übergesiedelt war. In der Zeitung "Polska Zachodnia"

(Westpolen) wurde er als Volksverräter angeprangert und mußte schließlich sein Amt als Bürgermeister von Michalkowitz (bei Kattowitz) aufgeben, wonach er in einem Grubenbüro bei Kattowitz arbeitete. Als Ostoberschlesien im September 1939 von deutschen Truppen besetzt wurde, wurde er als angeblicher Volksverräter verhaftet und entging einem schlimmen Schicksal - womöglich Erschießung wegen Volksverrat - nur, weil mein Vater, der inzwischen Kaufmännischer Direktor bei den Borsig-Kokswerken geworden war, es mit anderen westoberschlesischen Schwagern wagte einzugreifen. Aber er erhielt natürlich die Volksgruppe vier (Pole) mit allen Nachteilen im Gefolge, meine Tante ebenfalls und meine beiden Cousinen und mein Vetter die Volksgruppe drei, so daß man ihn, der natürlich völlig fließend deutsch sprach, sich aber als Pole fühlte, noch ganz zum Schluß - er war Jahrgang 1927 - in die Wehrmacht holte. Wir haben nie wieder etwas von ihm gehört, alles unglaublich, grauenhaft. Als die Rote Armee und die Armija Krajowa Oberschlesien im Frühjahr 1945 besetzten, wurde mein Onkel eines Tages von Polen weggeschleppt und kurz darauf halb totgeschlagen vor seiner Haustür aus einer Schubkarre meiner Tante vor die Füße gekippt. Doch damit nicht genug. Er wurde dann vor Gericht gestellt und wegen seines während der deutschen Besetzung gestellten Antrages auf Aufnahme in die deutsche Volksliste - der ja vergeblich war - zu sechs Monaten Gefängnis, Verlust der Ehrenrechte und einer Geldstrafe verurteilt. Als er aus der Haft nach Hause zurückkehrte, sagte er seiner Frau und den Töchtern: "Polen ist nicht mehr mein Vaterland". Soweit dieser winzige Einblick in die Tragödie Oberschlesiens während der Zwischenkriegszeit, der NS-Zeit, des Zweiten Weltkrieges und der unmittelbaren Nachkriegszeit.

Meine Schulzeit, vor allem in der Volksschule, kann ich nur als puren Horror bezeichnen, denn der Ausdruck "autoritäre Erziehung" wäre eine absolute Verharmlosung des alltäglichen Geschehens. Es herrschte eine brutale Rohrstockdisziplin. Geschlagen wurde auf die Finger und auf das Gesäß - wegen falschen Rechnens an der Tafel oder falscher Rechtschreibung beim Diktat und natürlich wegen Sprechens während des Unterrichtes oder wegen bloßer Unaufmerksamkeit. Noch heute höre ich Lehrer Schewior: "Komm raus!" "Sechse!" der Delinquent mußte sich über eine vordere Schulbank beugen, die beiden dort Sitzenden zogen die Hose stramm, und dann drosch Schewior mit voller Kraft. Noch heute höre ich, wenn ich daran denke, das unaufhörliche Gewimmer in der Klasse, und es war nicht selten, daß zwanzig Schläge verordnet wurden.

Der Unterricht am Hindenburger Gymnasium war zwar qualitativ hochwertig, doch die Studienräte, die fast alle noch im Kaiserreich gelehrt hatten - eine Feuerzangenbowlenlehrerschaft erster Güte - liebten das Nachfragen, das Fragenstellen nicht, und wer Fragen dennoch zu stellen wagte, wurde schnell als Dummkopf bezeichnet, besonders in der Mathematik. Hier nur ein atmosphärisches Beispiel: Mathematiklehrer Riese, Spitzname "Adam", im Geometrieunterricht: "Was tun wir also zuerst? Wir zeichnen ein Feld-, Wald- und Wiesendreieck!" In der nächsten Mathestunde fragt "Adam" die Schüler "Was tun wir zuerst? - Wlotzek!" Schüler Wlotzek schießt von seinem Platz hoch und antwortet dem Artillerieoffizier des 1. Weltkrieges:" Herr Studienrat, wir zeichnen zuerst ein Feld-, Wald- und Wiesendreieck." Darauf "Adam" mit schneidender Stimme - ich höre sie noch heute - : " Kerl, du willst mich wohl veräppeln?" und zieht ihn an den Haaren über den Ohren hoch. Sollte ein Schüler nach vorn an die Tafel kommen, rief er mit seiner schneidenden Stimme: "Kerrrl, schleife deinen Leichnam an die Tafel!" Unvergeßlich mir auch der Abschied aus dem

Gymnasium beim Oberstudiendirektor, als ich mit 17 1/2-Jahren ein Jahr vor dem Abitur zum Kriegsdienst einberufen wurde. Ich hatte mich im letzten Schuljahr überhaupt nicht mehr für die Schule interessiert, bekam ein schlechtes Zeugnis, auch nicht die Versetzung in die Unterprima und keine sog. "Vorsemesterbescheinigung", so daß ich das Abitur nach dem Krieg im Rheinland nachholen mußte. Beim Abschied vom Oberstudiendirektor in den Krieg waren seine letzten Worte - nachdem er einen Blick auf mein Zeugnis geworfen hatte - :" Kratzel, mit Ihnen nimmt es noch mal ein schlimmes Ende." Noch kurz ein Wort zum Thema Religion bzw. katholischer Religionsunterricht. Meine Abwendung von der katholischen Konfession hatte eingesetzt, als ich in den ersten Volksschuljahren, vermutlich schon vor meiner Schulzeit, in der Bibel das Bild erblickte, auf dem zu sehen ist, wie Abraham gerade Isaak schlachten will und Gott dies per Engel verhindert, der sagt. "Nun weiß ich, daß du Gott fürchtest." Ein grauenhaftes Gottesbild für mein kindliches Gemüt. Und ich stolperte auch über mein abendliches Vaterunser bei dem Satz: "Und führe uns nicht in Versuchung", erfuhr erst buchstäblich siebzig Jahre später, daß es angeblich richtig heißen soll "Und führe uns, daß wir nicht in Versuchung geraten", aber damals sagte das nicht einmal unser Religionslehrer, der Geistliche Rat Seidel, den ich eines Tages - in der Sexta - fragte: "Wie kann ich eine Sünde von Adam und Eva erben, die ich gar nicht begangen habe?" Seidels Antwort: "Du Lümmel, du unverschämter, wie kannst du es wagen, mir so eine Frage zu stellen?" Daher habe ich mich bereits mit zehn Jahren von der Katholischen Kirche abgewendet, zumal ich auch auf andere Fragen wie z.B. "War Judas´ Verrat an Jesus wegen der Erlösung durch den Kreuzestod notwendig?" oder "Wohin führte die Himmelfahrt angesichts des Weltraums?" keine Antwort bekam. Übrigens galt es damals in katholischen oberschlesischen Kreisen - vermutlich nicht nur in oberschlesischen - als eine Selbstverständlichkeit wie auch im Religionsunterricht, daß "die Evangelischen in die Hölle" kommen.

Der Nationalsozialismus wurde in Oberschlesien nach meinem Eindruck zweifellos überwiegend als eine Erhebung gegen das Versailler Diktat und vor allem gegen die völkerrechtswidrige Abtrennung Ostoberschlesiens akzeptiert. Trotz zu vermutendem Wahlbetrug und der Eingriffe der Korfanty-Aktionen stimmten knapp 60% der Bevölkerung für den Verbleib beim Reich. Die Stadt Kattowitz, kurz darauf Polen zugeteilt, stimmte mit 95,5 für den Verbleib bei Deutschland. In dem von Wolfgang Benz herausgegebenen Wörterbuch zur Zeitgeschichte „Legenden, Lügen, Vorurteile" schreibt der Mitarbeiter des Münchener Instituts für Zeitgeschichte Hermann Graml allen Ernstes, daß Deutschland nach dem 1. Weltkrieg den Schutz des Selbstbestimmungsrechtes genossen habe, „so in Oberschlesien gegen weitgehende polnische Ansprüche." Von der Teilung kein Wort!

Der Klassenkampf zwischen der Mehrheit der Grubenarbeiterkinder und der „Beamtenkinder" (in Wirklichkeit der bei Borsig-Koks Angestellten) ebbte nach 1933 schnell ab, so daß ich schon bald nicht mehr auf dem Nachhauseweg nach dem Unterricht mit Steinen beworfen wurde. Hinzu kam, daß man beim Jungvolk bzw. bei der HJ, also dann ab vierzehn Jahren einander näher begegnete und Freundschaft schloß. Hauptbeschäftigung bei diesen Jugendorganisationen waren Sport und Wandern, im seltenen politischen Unterricht deutsche Geschichte, v. a. die Zeit Friedrichs des Großen. Wirkungsvolle, breite indoktrinative Strukturen konnten nach meinem Eindruck in der extrem kurzen Zeit vor dem Kriege nicht aufgebaut werden, und ab Kriegsbeginn hatte man ganz andere Sorgen. So gab es schon überhaupt nicht etwa ein dem breit in der Sowjetunion indoktrinativ umgesetzten „Lehrbuch des Wissenschaftlichen Kommunismus" entsprechendes „Lehrbuch des Wissenschaftlichen Nationalsozialismus", was auch ideologisch gar nicht möglich gewesen wäre. Daher kann man Goldhagens Rede von der „täglichen ideologischen Indoktrination der deutschen Bevölkerung" nur als einen abenteuerlichen Unsinn bezeichnen. Mit 14 Jahren ging ich zur sog. „Flieger-HJ" und erwarb drei Flugscheine – A-, B- und C-Prüfung -, die mir bei meiner Musterung 1942 den sog. „Annahmeschein" für die Luftwaffe einbrachten. Zeitgeschichtlich erwähnenswert ist, daß man, wenn man sich freiwillig zum Kriegsdienst meldete, zwar ein halbes Jahr eher einberufen wurde, aber die Waffengattung wählen konnte. Und ich wollte natürlich nicht zur Infanterie, hatte ohnedies meinen Annahmeschein für die Luftwaffe, wollte eigentlich Pilot werden, wurde aber wegen meiner Kurzsichtigkeit zur Luftnachrichtentruppe in die Bordfunkerausbildung geschickt. Nach dreimonatiger Arbeitsdienstzeit kam ich dann im August 1943 zur Rekrutenausbildung nach Chaumont sur Marne, die mir unvergeßlich bleiben wird, v. a. wegen ihrer allwochenendlichen Stuben-durchgänge durch die Ausbilder, die dabei unsere mit jeweils elf Mann belegten Zimmer regelrecht verwüsteten, die Doppelbetten auseinanderrissen, die Spinde umkippten, das Bettzeug aufhäuften und darüber die Waschwasserkannen ausleerten, die Ofenrohre aus der Wand zogen und den Ruß über die Betten kippten, manchmal sogar die Tische aus dem dritten Stock in den Kasernenhof warfen. Dann wurden wir auf das aufgehäufte Bettzeug gejagt und mußten ein Lied – nicht singen, sondern brüllen. Das war der berüchtigte deutsche Kommiß in Reinkultur.

Nach mehrmonatiger Spezialausbildung zum Bordfunker in Westdievenow auf Wollin wurde ich wegen fehlender Kampfflugzeuge kurzfristig als Bodenfunker an die Ostfront, auf den Flugplatz von Radom verlegt. Hier beobachtete ich einmal, wie ein sowjetischer Jäger eine gerade startende deutsche Rot-Kreuz-Ju 52 abschoß. Was ich damals noch nicht wußte – und was manche von Ihnen auch heute nicht wissen -: die Sowjetunion hat die vom Zaren unterzeichnete Haager Landkriegsordnung nicht anerkannt und erst 1954 Teile davon akzeptiert. Von der Wehrmacht ist bezeugt, daß sie sich trotzdem hochgradig an die HLO gehalten hat. Von Radom wurde ich dann im Herbst 1944 an die Westfront in die Hauptkampflinie, die „HKL", abkommandiert – als Bodenfunker in der vordersten Linie. Hier erlebte ich die extreme Materialüberlegenheit der Amerikaner bezüglich Luftwaffe, Artillerie und Panzern. Im Hagenauer Wald, in dem wir in unseren Schützenlöchern lagen, hatte ich ein erschütterndes menschliches Erlebnis. Bei mittlerem Artilleriebeschuß hörte ich plötzlich eine männliche Stimme schreien: „Ich will zu Mama, ich will zu Mama..." Als ich mich umdrehte, sah ich, wie zwei Kameraden einen dritten, vielleicht 17-18jährigen Soldaten in ihrer Mitte nach vorne zerrten, während er sich ständig wehrte und sie immerzu riefen: „Mensch, hör auf zu schreien, die stellen dich vors Kriegsgericht!" Nach dem Kriege habe ich einmal einen lieben Freund, später evangelischer Geistlicher, damals Leutnant und Kompanieführer an der Ostfront, gefragt: „Hast Du gesehen, wie die Russen tot umfielen, wenn Du geschossen hast?" Er antwortete: „Ja, ich habe es gesehen und bin mein ganzes Leben damit nicht fertig geworden." Und dann erzählte er mir, wie er bei seiner Gefangennahme von den Russen mit einigen Kameraden an die Wand gestellt wurde und gerade erschossen werden sollte, als ein betrunkener Sowjetoffizier nahte. Er ging auf Wolfram zu, der damals ein sehr jugendlich-kindliches Aussehen hatte, und sagte zu ihm: „Du geh zu Mama!" So wurden er und seine Kameraden in buchstäblich letzter Sekunde gerettet. Ja, so etwas gab es auch im Zweiten Weltkrieg. Am

20. Februar 1945 geriet ich an der luxemburgischen Grenze in amerikanische Gefangenschaft und landete schließlich nach mehreren Hungerlagern in einem Arbeitslager der amerikanischen 7. Armee von General Patton in Dieulouard im Elsaß. Hier wurde v.a chemisches US-Kriegsmaterial in großen Mengen vernichtet, ohne Rücksicht auf die Natur und die französische Bevölkerung. So wurden nach wöchentlichem Zusammentragen immer wieder tausende von Nebeltöpfen verbrannt und die ganze Region stundenlang in Nebel gehüllt, Eimer mit Tetrachlorkohlenstoff wurden rücksichtslos auf Kuhwiesen in etwa 3X3 Meter breite und etwa 30 Zentimeter tiefe, eigens dafür ausgehobene Gräben geschüttet, und wenn wir am nächsten Tage dorthin kamen, lagen ringsum die toten französischen Kühe, die genußvoll das süße Zeug geschlürft hatten.

Bei Kriegsende hatten sich die Westalliierten – was wir damals natürlich nicht wußten – von der HLO gelöst und setzten uns bei Munitionsarbeiten ein. Wir mußten Zünder im abgeschraubten Kopf von 10,5 cm-Granaten auswechseln. Dabei kam es im September 1945 durch den Fehlgriff eines meiner drei Kameraden, die mit mir in einer Zeltbox zusammenarbeiteten, zu einer Granatkopfexplosion, wobei zwei meiner Kameraden zu Tode kamen, der dritte verlor ein Auge, und ich selbst erhielt Splitter in Brust und Arm, wurde in Nancy operiert, aber durch eine Falschdiagnose („Stecksplitter im linken Ventrikel") in arge psychische Bedrängnisse gebracht. Von Nancy aus gelangte ich im Herbst 1945 über Bamberg in britische Gefangenschaft nach Nordrheinwestfalen, da die Amerikaner mich nicht zu meinen Verwandten in das sowjetisch besetzte Ostberlin entlassen wollten. Kriegshintergrundgeschichtlich hochinteressant isst, was mir der britische Dolmetscher bei der Ankunft im Lager Eselheide auf meine Frage „Wieso wollen sie wissen, was für eine Kampfausbildung ich habe?" antwortete: „ Es könnte sein, daß wir gemeinsam gegen die Sowjets marschieren." Diese Pläne sind aber, wenn ich nicht irre, sehr bald von amerikanischer Seite, wohl von Roosevelt, zunichte gemacht worden.

Am 1. Februar 1946 wurde ich an den Niederrhein, nach Süchteln bei Viersen entlassen, weil oberschlesische Verwandte dorthin geflüchtet waren. Die Oberschlesier wurden dort in der ersten Zeit als „Polaken" bezeichnet, und ich beobachtete eine völlige Unkenntnis von Ostdeutschland. Dies galt auch für meine Studienräte am Viersener Gymnasium, wo ich dann 1948 mein Abitur nachholte. Sie wunderten sich, daß ich nicht polnisch sprechen konnte. Bei der Rückgabe einer Deutscharbeit, deren Korrekturen ich kritisierte, ließ sich der niederrheinische Exoberstudiendirektor zu den Worten hinreißen: „Was Ihnen Ihr Lehrer in Oberschlesien gesagt hat, ist mir egal. Und im übrigen, als Ihre Heimat noch mit Urwald bedeckt war, blühte bei uns bereits die Kultur." Der Mensch wußte nicht, daß z.B. die Stadt Gleiwitz fast hundert Jahre vor Mönchengladbach Stadtrechte erhalten hatte. Als ich erwiderte: „Sie wollen doch nicht meine Heimat beleidigen?!", schrie er mich an: „Nein! Und nun verlassen sie die Klasse!" Der schwerkriegsbeschädigte heimatlose Ostdeutsche verließ sie wortlos, ohne ihm die Fresse zu polieren. Die spätere Urgroßmutter meiner vier rheinischen Enkel, eine damalige humorvolle Vierzigerin, bekam zwei ältere Lehrerinnen zu Besuch, als ich gerade bei ihr war. Sie blinzelte mir zu, stellte mich vor und sagte: „Das ist Herr Kratzel aus Oberschlesien. Die Oberschlesier haben ja in Erdhöhlen gewohnt." Die völlig unfaßbare Antwort der beiden rheinischen Lehrerinnen, die mich mitleidig musterten: „Ja, davon haben wir auch schon gehört." Nebenbei: Wir bewohnten im Hindenburger Stadtteil Borsigwerk auf der Margarethenstraße eine Wohnung von 298 Quadratmetern. Übrigens: Vor Studienbeginn im Jahre 1949 in Göttingen verdiente ich meinen

Lebensunterhalt in einer Papierfabrik, einer Kammfabrik und einer Weberei. Medizinisch interessant auch, was mir ein Krefelder Arzt bei Feststellung meiner Kriegsbeschädigung sagte, als er hörte, daß ich mit dem Fahrrad zu ihm gekommen war: „Sind Sie verrückt, Sie können doch jeden Augenblick tot umfallen!" 1954 wurde die Diagnose aufgrund meiner eigenen Initiative korrigiert, wenn auch gleichfalls falsch und endgültig erst bei meiner kürzliche Staroperation 2004 in Stade. Meinen Angstzuständen trat sich nach der zweiten Diagnose mit alpinen Hochtouren entgegen, mit Erfolg, und ich blicke seitdem auf fünfzig Jahre Alpinismus zurück.

Im Sommersemester 1949 machte ich die Aufnahmeprüfung für das Hauptfach Philosophie bei Nicolai Hartmann. Ich sollte ihm die Antinomien aus Kants Kritik der reinen Vernunft vorführen. Man stelle sich vor, heute würde so etwas von einem Studenten vor dem ersten Semester verlangt! Als mir dies erfolgreich gelungen war, blickte er mich mit seinen wasserblauen baltischen Augen an und sagte: „Junger Mann, wenn Sie etwas langsamer sprechen würden, würden Sie auch langsamer denken" (ich dachte, jetzt ist es aus), aber er sagte weiter „und wenn Sie langsamer denken würden, dann, scheint mir, könnten sie ein recht brauchbarer Denker werden. Auf Wiedersehen" und reichte mir die Hand. Leider verstarb er vor dem dritten Semester, und ich wechselte unter dem Eindruck des beginnenden Ost-West-Konfliktes an das Dolmetscherinstitut der Universität Heidelberg, wo ich 1954 die Diplomprüfung in Russisch ablegte. Da ich keine Anstellung fand, studierte ich anschließend in Köln Slawische Philologie und Osteuropäische Geschichte, promovierte 1963. Erwähnenswert für heute vielleicht, daß wir Studenten damals oft von unserem Heimatort zur Universität mit dem Fahrrad fuhren, bei mir waren es Göttingen und Heidelberg, was die längsten Strecken betrifft. Früh um vier Uhr los, abends um elf Uhr da, mehr als 300 Kilometer. Heute wohl undenkbar.

Von 1963-1971 hatte ich ein Russischlektorat am Slawischen Seminar der Universität Hamburg und begleitete 1966 zum ersten Mal eine deutsche Reisegruppe, und zwar Hamburger Verwaltungsbeamte, als Dolmetscher in die UdSSR, eine Reise, die mir erkenntnisreiche Einblicke in die Seele des Sowjetmenschen einbrachte. So sagte mir ein Komsomolfunktionär, mit dem ich über Marxismus-Leninismus, Religion und den Sinn des Lebens sprach, daß seine Großmutter gläubig sei und daß auch er vielleicht im Alter gläubig sein werde, denn der Marxismus-Leninismus sei sicher nicht die Lösung aller Welträtsel. Und unsere russische Reisebegleiterin sprach die bedeutungsvollen Worte: „Im Grunde waren wir doch alle schuld an diesem schrecklichen Krieg." Mir unvergeßlich die Reaktion eines sowjetischen Sergeanten im Zug von Moskau nach Berlin, als ich davon sprach, daß man endlich alle Kriegsminister zum Teufel jagen sollte und er antwortete: „Nam vse do gorla!" – „Uns stehts bis hier!" Die NSG-Prozeßreisen sollten mir dann weitere Erkenntnisse bringen.

Was die sog. Achtundsechzigerbewegung betrifft, so begann sie eigentlich schon Ende der fünfziger Jahre mit zunehmenden Protesten gegen Beamtenwillkür, Professorenarroganz, schlechte Studienbedingungen usw., zunächst jedoch ohne marxistische Knüppel. Erst im Laufe der sechziger Jahre drangen zunehmend marxistische, marxistisch-leninistische und neomarxistische Kräfte in die Bewegung ein, machte sich eine zunehmende Sowjetophilie bemerkbar und wurde die Zielsetzung unverhüllt deutlich – der sozialistische Weltanschauungsstaat. Daher wurde jegliche Totalitarismusdiskussion weggedrängt. In einem Studentenbüro der Pädagogischen Fakultät der Hamburger Universität hing damals ein rosenbekränztes Stalinbild! Typisch für die Achtundsechziger war der Gesprächsverweigerungs- und Vergangenheitsbewältigungsverweigerungsvorwurf an die Kriegsgeneration, den sie gegenüber sich selbst hätten erheben müssen, da sie den Stalinismus, Maoismus usw. völlig verdrängten, so daß sie einem totalitarismuskritischen Bewältigungsbegriff stets auswichen, ganz abgesehen davon, daß der innere Vollzug von sog. Vergangenheitsbewältigung rational unüberprüfbar ist. Daß der geistig-sittliche Energien erfordernde Aufbau bundesdeutscher Demokratie durch die Kriegsgeneration von ideologisch deformierten Charakteren ohne geleistete Vergangenheitsbewältigung nicht hätte geleistet werden können, wird – in den Medien jedenfalls – bis heute nicht thematisiert und das Gesprächsverweigerungsmärchen immer wieder nacherzählt.

Zwischen 1973 und 1983 nahm ich als Russischdolmetscher an vier Prozessen in der Bundesrepublik mit Zeugenaussagen in der UdSSR gegen Mitglieder von Einsatzgruppen der SS und Sicherheitspolizei teil, die an illegalen Massenerschießungen von nicht am Partisanenkrieg beteiligten jüdischen Zivilisten beteiligt waren. Der Kommandant der Lettischen Sicherheitshilfspolizei in Riga, Viktor Teodorowitsch Arajs, angeklagt wegen der Beteiligung an der Erschießung von 24000 fast ausschließlich lettischen Juden, sagte mir wörtlich: „Sie glauben gar nicht, wie leid mir die Menschen tun, die wir damals erschossen haben." Und ich glaubte es ihm, denn die Umstände waren grauenhaft, und laut Zeugenaussagen wurden übrigens auftauchende Wehrmachtoffiziere in die Erschießungssperrzonen in den Wäldern von Rumbula und Bikernieki nicht hineingelassen. Aber es gab auch ganz andere Stimmen wie die eines lettischen Leutnants des Erschießungskommandos, der mir in einer Verhandlungspause wörtlich sagte: „Wir haben noch viel zu wenig Juden abgeknallt." Er hatte fünfzehn Jahre im GULag gesessen. Aufschlußreiches sagte mir ein alter weißrussischer Bauer, der sich bei der Besichtigung eines Massenerschießungsortes mit anderen Landsleuten neugierig hinzugesellt hatte, wörtlich: „Wissen Sie, die deutschen Soldaten waren völlig normale Leute. Wir gingen mit ihnen auf der Straße..., aber dann kamen die da – die Polizei." Als ich mit dem stellvertretenden Generalstaatsanwalt der Weißrussischen Sowjetrepublik, Belinskij, am Minsker Meer, einem Stausee, zum Baden weilte, fragte ich ihn, als wir uns die Badehosen anzogen: „ Herr Belinskij, was war Stalin Ihrer Meinung nach für ein Mensch?" Er antwortete: „Stalin war ein strenger Mann. Wo gehobelt wird, da fallen Späne." Gewiß eine klassische Verharmlosung sowjetkommunistischer Massenmorde. Aber Mao übertraf in der sog. „Kulturrevolution" der 60er Jahre Stalin, wie wir der nicht gerade „rechts" orientierten ZEIT vom 31. Mai 1996 aus einem Zeitzeugenbericht entnehmen können, wenn er, Mao, in historisch entsprechend vorbelasteten Gegenden Chinas kannibalistische Exzesse tolerierte und dann, wie der Zeuge sagt, „wenn die Leichen der Klassenfeinde zum Verzehr freigegeben wurden, sich die politische Elite für Herz und Leber entschied." Hier sollte man Schopenhauer zitieren: „Man höre mir auf von einer jenseitigen Hölle zu faseln. Man betrachte nur, mit welch ausgegrübelten Martern Menschen sich gegenseitig zu Tode bringen und frage sich, ob Teufel mehr leisten können."

Als ich nach Eintritt in die CDU Anfang der siebziger Jahre meine politische Vortragstätigkeit begann, galt ich schon bald unter dem zunehmenden Einfluß des Antikommunismustabus, dem sich die CDU artig beugte, als „kalter Krieger". Ursache: v. a. Unkenntnis des mit dem westlichen nicht deckungsgleichen sowjetischen Koexistenzbegriffes, der die geistige Auseinandersetzung ausdrücklich fortschrieb. So wurde mir bei einem Vortrag in der Gemeinde Borgfelde bei Bremen über die Rechtslage der sowjetischen Gläubigen von einem Zuhörer Prügel angedroht. Die Polizei mußte eingreifen. Daß die Sowjets im nichtkommunistischen Ausland den für sie falschen westlichen Koexistenzbegriff ebenfalls praktizierten, hat übergeordnete ideologisch-dialektische Gründe. Als dann Ende der achtziger Jahre mein Projekt „CDU am Puls der Zeit" an jenem politischen Duckmäusertum, das ich schon bei der Jungen Union während der Achtundsechzigerzeit an der Hamburger Universität beobachtet hatte, scheiterte, trat ich 1990 aus der Partei aus. Bestätigt wurde ich in meinen Erkenntnissen bei einer CDU-Veranstaltung in Kiel mit General Schönbohm über die Integration der NVA in die Bundeswehr. Ich lehnte in der Diskussion eine isolierte Vermittlung des Grundgesetzes an die Ex-DDR-Soldaten ab und forderte eine kontrastive Wertevermittlung, also eine Gegenüberstellung „Rechtsstaat versus totalitärer kommunistischer Weltanschauungsstaat". Schönbohm wehrte sofort ab mit den Worten: „Kein Bedarf an Kommunismuskritik." 1993 war ich zwar Mitbegründer der wiedererstandenen Deutschen Partei, verließ sie jedoch nach wenigen Jahren wegen ihrer dank CDU-ähnlichem Duckmäusertum offenkundigen politischen Wirkungslosigkeit. Es ist daher überhaupt nicht verwunderlich, wenn ich mit meinem Vorschlag einer totalitarismuskritischen Sendereihe – dies v. a. angeregt im Interesse der jungen Generation – bei allen angeschriebenen zwölf Fernseh- bzw. Rundfunkintendanten scheiterte. Neun von ihnen antworteten überhaupt nicht, und die drei anderen lehnten aus fadenscheinigen Gründen ab. Die angeschriebenen Politiker Kanther, damals Bundesinnenminister, und Frau Süßmuth, damals Bundestagspräsidentin, hüllten sich in Schweigen. Und der über das Resultat meines Totalitarismus-Thema-Vorschlages informierte Kanzler Kohl, den ich bat, „im Interesse v. a. der jüngeren Generationen und damit der Zukunftssicherung unserer Demokratie" ... meinem Themenvorschlag zur Realisierung zu verhelfen", ließ mir mitteilen, daß er kein Recht habe, in die Programmgestaltung einzugreifen aus Gründen von deren verfassungsrechtlicher Autonomie und der hochgradigen Ausschaltung staatlicher Eingriffe. Das war mir bekannt. Ich hatte ihn einfach nur als einen Bürger der Republik um sein persönliches Engagement für diese doch zweifellos absolute Jahrhundertthematik – die sie heute mehr denn je ist! – gebeten. Unglaubliches leistete sich der SPIEGEL in der Endphase jener „Perestrojka", deren Wesen nicht nur in der Bundesrepublik in Presse und Fernsehen völlig verfälscht vermittelt wurde, da Gorbatschow damals noch klar erkennbar Renaissanceleninist war, er aber im Westen als reinster Demokrat dargestellt wurde. So wurde im ersten SPIEGEL-EXTRA von Anfang 1990 dem Leser verschwiegen, daß die dort abgedruckte Rede Gorbatschows „Über die sozialistische Idee und die revolutionäre Umgestaltung" nur den halben Text darstellte, so daß der Leser z.B. nichts erfährt von Gorbatschows Hinweis auf die „besondere Rolle" der Kommunistischen Partei im „neuen gesellschaftlichen Organismus", einer Partei, die als „politische Avantgarde der sowjetischen Gesellschaft" die „edle und schwierige Mission" zu erfüllen habe, die Demokratisierungsprozesse usw. „im Rahmen eines Einparteisystems" voranzutreiben.

Typisch für dieses, freilich nicht nur in Deutschland zu beobachtende unlautere Polit-, Fernseh- und Presseszenario ist auch die eigentlich unübersehbare, aber meines Wissens nirgendwo thematisierte Tatsache, daß während der wochenlangen Berichte über das Vatikangeschehen während des Papstwechsels die Frage der Heilsvermittlung nie zur Sprache kam, interessant deshalb, weil Benedikt XVI. als enger Vertrauter Johannes Paul II. galt und zweifellos dessen Heilsauffassungen vertrat bzw. vertritt. Und laut Generalaudienz vom 31. Mai

1995 erlangt das Heil, wer der Kirche angehört oder – „auf geheimnisvolle Weise" – auch jene, „die ohne ihre Schuld Christus nicht kennen". Wer aber die Kirche verläßt oder als Nichtchrist in Kenntnis der gültigen Botschaft nicht in sie eintritt, verfehlt das Heil. Als ich die eben genannten Tatsachen in einem Leserbrief an die F.A.Z. quellenbelegt darstellte, wartete ich vergeblich auf eine Veröffentlichung.

Als letztes noch ein Beispiel, ebenfalls die F.A.Z. betreffend, deren materialistisch-nihilistische Ausrichtung keinem aufmerksamen Zeitgenossen entgehen kann. In der Ausgabe vom 11. Juni 2005 äußerte sich der namhafte Feuilleton-Mitarbeiter Dietmar Dath im Zusammenhang mit Steven Spielbergs Fernsehserie „Taken" sarkastisch über den sog. „UFO-Glauben". Er gab meiner telefonisch geäußerten Bitte statt, ihm fünf Fragen zu stellen. Sie lauteten: 1. Kennen sie das US-amerikanische Air-Force-Lehrbuch von 1968 „Introductory Space Science", für die Öffentlichkeit freigegeben 1978?. Antwort: „Nein." 2. Kennen Sie Illobrand v. Ludwigers Buch „Unidentifizierte Flugobjekte über Europa? Antwort: „Nein." 3. Kennen Sie den Entschließungsantrag zum Vorschlag der Schaffung eines europäischen Beobachtungszentrums für UFOs? Antwort: „Nein." 4. Wissen Sie, daß in Frankreich ein staatlich finanziertes UFO-Forschungsprogramm existiert? Antwort: „Nein." 5. Wissen Sie, daß die NATO und die NASA seit Jahren UFO-Forschung betreiben? Antwort: „Nein." Daraufhin schickte ich ihm Fotokopien des den UFO-Forschungsstand von 1968 enthaltenden Kapitels „Unidentified Flying Objects" aus Band 2 des erwähnten US-Lehrbuches, ferner des Inhaltsverzeichnisses von Ludwigers Buch und des EU-UFO-Forschungsentschließungsantrages. Auf eine Antwort warte ich bis heute.

Es fiele mir nicht schwer, zahllose weitere Beispiele für dieses Verschweigen, Verdrängen, Verfälschen, für diese antiinformative Haltung von Politik, Presse und Fernsehen anzuführen. Es dürfte daher wohl niemanden verwundern, wenn meine politische bzw. historische Erkenntnisbilanz angesichts dieser Daten – nur die Spitze eines Eisberges ähnlicher –nicht positiv ausfallen kann, gar nicht zu reden von den hier nicht zur Sprache gekommenen Hintergrunddaten, die nicht Thema meines Vortrages waren. Nicht verschweigen möchte ich aber den zentralen Faktor meiner politischen bzw. historischen Zeitzeugenbilanz – den völligen Zusammenbruch meines jahrelangen treu-naiven Glaubens an die Realität einer wirklichen westlichen Wertegemeinschaft, eines Glaubens, in dessen Bewußtsein ich auch meine beiden politischen Bücher geschrieben und auch jahrelang meine Vorträge, u. a. auch bei der Bundeswehr gehalten habe. Um so wichtiger daher meine positive wissenschaftlich-weltanschauliche Erkenntnisbilanz: Der Zusammenbruch des nihilistischen, materialistisch-mecha-nistischen Materialismus, die Entdeckung der multiversalen Hintergrund-strukturen des Universums, das Entstehen einer hochthematischen Bewußt-seinsphysik und nicht zuletzt die instrumentellen Transkontaktdaten deuten auf einen raumzeitübergreifenden, metaphysischen Lebenssinn, der durch den biophysikalischen Tod nicht zerstört werden kann, so daß sich der Mensch als Folge wachsenden experimentellen Datengewinns immer deutlicher als inkorporierte transquantitative Geistwesenheit erkennen lässt, die in ihrer Substanz überhaupt nicht grobstofflich-molekularbiologisch zu erklären ist, sondern als multidimensionales Wesen in bisher noch unbekannten Trans-dimensionen wurzelt und einen transevolutionären Entwicklungsprozeß erlebt. Aufgabe der jungen Generation ist es, diesen wissenschaftlich seriösen transparadigmatischen Daten gegen den immer noch vorherrschenden blinden

Materialismus zum Durchbruch in das allgemeine Bewußtsein zu verhelfen, um den so dringend notwendigen gemeinsamen Aufbruch der Menschheit in ein echtes kosmisches Zeitalter einzuleiten. Gewiß keine leichte Aufgabe, deren Erfolgschancen aber durch die unaufhaltsam anwachsenden transparadigmatischen, transmaterialistischen Daten eigentlich nicht mehr zerstört werden können. Nur Mut, macht Euch an die Arbeit, es geht um Eure und Eurer Kinder geistige und seelische Zukunft.

DER VERHEIMLICHTE EPOCHENWECHSEL

Gehen wir in ein "nachmetaphysisches" Zeitalter?

Gemeinsames Wissen aller Menschen aller Zeitalter, völlig unabhängig von Kulturkreis, Herkunft und Weltanschauung, ist es naturgemäß, daß wir in diese Welt kommen und wieder fortgehen. Auf diesem Urerlebnis beruht die Substanz des Ursprungs aller Kultur und damit auf den Fragen "Wer bin ich?", "Wo komme ich her?", "Wo gehe ich hin?" und "Hat das Leben einen Sinn?". Und seit Jahrtausenden hat der Mensch, kulturkreisüberschreitend und dokumentiert durch alle Religionen, an einen dieses Leben überschreitenden, ewigen Daseinssinn geglaubt - wohl die wichtigste Tatsache menschlicher Geistesgeschichte überhaupt. Goethe brachte dieses metaphysische Glaubensphänomen noch mitten in der - Gott sei Dank nur relativ kurzfristigen - Blüte des vom europäischen Kulturkreis geprägten materialistisch-nihilistischen Zeitalters auf die poetische Formel "Und keine Zeit und keine Macht zerstückelt geprägte Form die lebend sich entwickelt." Daher ist der im 20. Jahrhundert erfolgte, aber von den bewußtseinsprägenden Mächten, vor allem in Presse und Fernsehen, verschwiegene Wiederanschluß der "westlichen" hochthematischen naturwissenschaftlichen Vor-Ort-Forschung an die transzendenzoffene Geistesgeschichte der Menschheit nach dem bis ins Detail dokumentierbaren Zusammenbruch des nihilistischen Materialismus der andere hochbedeutsame Tatbestand menschlicher Geistesgeschichte, auch wenn der Transzendenzbegriff im Sinne des Holismus, also des ganzheitlichen Denkens der Quantenphysik, heute umformuliert werden muß.

Im 20. Jahrhundert erfolgte also ein "Paradigmenwechsel", eine fundamentale Kurskorrektur des wissenschaftlichen Denkmusters nicht etwa in endgültig materialistischer, also nihilistisch-nachmetaphysischer, sondern, ganz im Gegenteil, in postmaterialistischer Richtung. Hören wir hierzu den Elektrophysiker Ernst Senkowski aus seinem Jahrhundertbuch "Instrumentelle Transkommunikation": "Seit Planck, Einstein und ihre erlauchten Nachfolger sich gezwungen sahen, zur Beschreibung teilweise sehr simpler, unverständlicher, ´anormaler´ physikalischer Phänomene völlig neue Begriffe wie Relativität, Quantentheorie, Materiewellen, Unbestimmtheit, Wahrscheinlichkeit, Chaos, Ordnung und andere einzuführen, haben die klassisch-mechanistischen theoretischen Anschauungen erheblich an Bedeutung verloren. Die Elementarprozesse entziehen sich dem Ursache-Wirkungs-Schema und sind nur mehr statistisch erfaßbar. Die Kritik des Meßvorgangs erwies die Nicht-Separierbarkeit von Beobachtung(sergebnis) und Beobachter. Seitdem erscheint den Spitzenwissenschaftlern die Erforschung des Bewußtseins und seines Zusammenhangs mit Gehirn und ´Außenwelt´als wichtigste Aufgabe...". Und etwas weiter: "Die Physik jenseits des Quants legt nahe, daß die sogenannte reale Welt überhaupt nicht objektivierbar ist, und/oder daß ´Alles-was-ist´ in momentaner holistisch-informatorischer Wechselwirkung steht. Die Konsequenzen dieser Erkenntnis sind ebenso phantastisch wie unübersehbar, sie beinhalten eine Wandlung der Konzepte unseres Selbst und der Welt...". Und der britische Biochemiker Rupert Sheldrake läßt sich in seinem Buch "Der siebte Sinn des Menschen" wie folgt vernehmen (S. 16): "Im Laufe des 20. Jahrhunderts hat sich der Materialismus durch die Physik ´selbst transzendiert´, wie der Wissenschaftsphilosoph Karl Popper einmal bemerkt hat. Die Materie ist nicht mehr die grundlegende Wirklichkeit... Inzwischen sind Felder und Energie grundlegender als Materie. Die fundamentalen Materieteilchen sind Energieschwingungen in Feldern geworden. Die Grenzen der wissenschaftlichen `Normalität´ verschieben sich erneut mit der sich abzeichnenden Anerkennung der Wirklichkeit von Bewußtsein. Die bislang von den Physikern ignorierten Kräfte des Geistes stellen die neue wissenschaftliche Grenze dar."

Den entscheidenden inhaltlichen Beitrag zu diesem von den führenden Köpfen v. a. der Physik eingeleiteten Aufbruch in wahrlich unglaubliche Dimensionen leisteten die nicht mehr übersehbaren und inzwischen auch in die neuen Multiversumtheorien integrierten Daten der sog. "Grenzwissenschaften", der Paranormologie; denn wenn völlig unbestreitbare Realdaten auftauchen, die mit dem geltenden Weltbild, in diesem Falle dem materialistischen, nicht zu vereinbaren sind, dann muß eben das Weltbild geändert und dürfen diese Daten nicht beiseite geschoben werden, wie dies leider nach wie vor geschieht.
Typisch für den Beobachter dieses hochbedeutsamen Richtungswechsels ist die unglaubliche Ignoranz z.B. von Presse, Rundfunk, des Fernsehens und natürlich auch unserer (auch "christlichen") Parteien, aber v. a. der immer noch zahlreich existierenden mangelinformierten materialistischen Wissenschaftler gegenüber dem revolutionären Datenmaterial und der tiefreichenden existentiellen Qualität des angebrochenen neuen Zeitalters. Aktuellstes Beispiel für den unbegreiflichen materialistischen Starrsinn ist das am 19. Oktober 2005 in der Zeitschrift "Gehirn und Geist" (man beachte die Reihenfolge der Substantive!) erschienene Manifest von elf Hirnspezialisten "über Gegenwart und Zukunft der Hirnforschung", das einerseits das Ende des Leib-Seele-Dualismus zugunsten des materialistischen Monismus fordert, doch zugleich auch das Ende des neuronalen Reduktionismus; denn diese zweite Forderung läßt fälschlich vermuten, daß hier Geist und Bewußtsein als zwar verbunden mit der Gehirnmaterie, aber doch nicht aus ihr entsprungen, also auf sie neuronal reduziert gedacht werden - ein Widerspruch, der sich dann aber in erschütternder Weise auflöst, wenn man genauer hinsieht. Geist und Bewußtsein seien nämlich Produkte der Evolution der Nervensysteme, und wenn man sich noch etwas mehr als zehn Jahre Zeit nähme, so sei - nach dem geforderten Ende des Leib-Seele-Dualismus - die Frage nach dem Wesen und der Herkunft des Geistes, des Ich, des Bewußtseins, des Willens endgültig monistisch geklärt. Bei diesem neuronalen Reduktionismus dürfe man aber nicht stehenbleiben; denn angesichts dieser materialistischen Forschungsresultate müßten nun Geistes- und Neurowissenschaften gemeinsam "ein neues Menschenbild" entwerfen. Und es fällt auf, daß der Rezensent des Manifestes (Christian Schwägerl von der F.A.Z.) einen, wie er sagt, "Hinweis auf die programmierte Sterblichkeit des Geistes" vermißt, "der laut Manifest ausschließlich aus der Natur entsteht." Aber der neuronale Reduktionismus sei eben - und das muß man nun wirklich auf seiner Zunge zergehen lassen – nicht das Letzte; denn der dem Gehirn entsprungene sterbliche Geist - in Wirklichkeit angeblich ein neuronales Feuerwerk, das dem Menschen Irreales vorgaukele, nur den Hirnphysiologen nicht -, dieser sterbliche Pseudogeist berge einen kostbaren Trost, sozusagen einen selbstorganisierten, wie man in diesen Kreisen zu sagen pflegt, Schutz gegen den Wahnsinn der absoluten Sinnlosigkeit, man höre und staune: die sog. "eigenständige Innenperspektive", die durch den materialistischen Monismus nicht abgeschafft werde. Wir hätten nämlich die wunderbare Möglichkeit, das Bewußtsein von der absoluten Sinnlosigkeit unseres Daseins mit den bezaubernden Gütern unserer Innenperspektive bis zur schließlich dann doch durchbrechenden Verzweiflung, zum Selbstmord oder Wahnsinn beiseite zu schieben, zu verdrängen - mit Jesus und/oder Buddha, mit Platon und Kant, mit Bach und Mozart, mit Liebe und Mystik usw. - , also mit einer reichen Auswahl

neuronal selbstorganisierter kultureller Selbstbetrugsprodukte. Welch großartige Lebensperspektive für die kommenden Generationen! Fassungslos steht man vor diesem Manifest des Nihilismus angesichts der Tatsache, daß inzwischen im sensibelsten Existenzbereich des Menschen schlechthin unbestreitbare Resultate planmäßiger, systematisch durchgeführter Nahtodexperimente vorliegen, die klar die letztliche Stoffwechselunabhängigkeit des Bewußtseins erkennen lassen - eines der zentralen Phänomene des Epochenwechsels in postmaterialistischer Richtung. Der Trierer Wissenschaftstheoretiker Professor Klaus Fischer hat das Verdienst, in seinem Aufsatz "Aristoteles Schrift ´Über die Seele` und die moderne Neurophilosophie" die, freilich verdeckten, Bruchstellen in der Argumentation der materialistischen Gehirnphysiologen aufgezeigt zu haben. Interessenten können von mir Fotokopien bekommen.

Bevor ich dann auf die weiteren Komponenten des Weltbildwandels bzw. Denkmusters zu sprechen komme und um die Dramatik des postmaterialistischen Paradigmenwechsels von ihren Wurzeln her zu begreifen, müssen wir kurz einen Blick auf den bisherigen zentralen Wirkungsfaktor der Geistesgeschichte unseres christlich-abendländischen, etwas umfassender gesagt mittelmeerischen Kulturkreises werfen. Dieser Kulturkreis ist nämlich ganz entscheidend und in fundamentalem Unterschied zu den anderen planetarischen Kulturkreisen geprägt von der Ausbildung und schließlichen Hegemonie des rationalen Prinzips, und zwar nicht nur im weltlichen, sondern auch ganz wesentlich im seinerzeit herrschenden konfessionell-kirchlichen Bereich - freilich nicht im religiösen Bereich schlechthin. Man denke an Aristoteles, ohne den wie auch ohne Platon die rationale Theologie und damit die katholische Dogmatik nicht zu denken sind, eine Theologie, die, man denke etwa an Thomas von Aquin, den Aufbau von bewundernswerten spekulativ-theologischen Gedankengebäuden aufzuweisen hat. Hier muß nun darauf hingewiesen werden, daß die - transrationale - Mystik im konfessionell-kirchlichen Raume nicht zu auch nur annähernd gleicher Geltung gelangte, während die von den Theologen genutzte Rationalität im weltlichen Raum, v. a. in der Technik, eine ungeheure Dynamik entfaltete und auch weiter entfalten wird. Die weitgehend diesseitig-materialistisch orientierte Aufklärung leitete dann die Entwicklung hin zum demokratischen Rechtsstaat ein, während andererseits die rationale Theologie im Zeitalter beginnender Wissenschaftstheorie in die Kritik geriet. Ich denke v. a. an Kants Kritik der rationalen Theologie und hier an seinen Aufweis der Paralogismen und Antinomien der reinen Vernunft in seiner berühmten "Kritik der reinen Vernunft". Kant deckt dort die Widersprüche und Paradoxien auf, die entstehen, wenn - in diesem Falle von der rationalen Theologie - versucht wird, letzte Fragen zu beantworten, hier v. a. nach der Existenz Gottes, dem Anfang der Welt, der Unsterblichkeit der Seele und der Freiheit des Willens - dies also rational zu beweisen. Das heißt, die Theologie versucht, das Transrationale rational zu beweisen - vergeblich, die Naturwissenschaft, es rational zu widerlegen - ebenso vergeblich. Hier wird eine Krise der Theologie sichtbar, die sich aber auch im weltlichen Raum entwickelte als Folge des aufklärerischen Impulses in Richtung auf eine radikale materialistisch-naturwissenschaftliche Ausgrenzung alles Transrationalen schlechthin, das fälschlich als "irrational" geradezu stigmatisiert wurde und das bei unzureichend informierten Zeitgenossen bis zum heutigen Tage unter dieser Stigmatisierung zu leiden hat - ein klarer Beweis dafür, daß der fundamentale Epochenbruch noch weitgehend unbewußt ist, ein Epochenbruch, der die rational-transrationale Gesamtpotenz des Menschen, die in den anderen Kulturkreisen eben nicht zerstört oder jedenfalls nicht beschädigt und mißachtet wurde, wieder in den Blick eben auch der Wissenschaft, nicht zuletzt auch der Naturwissenschaft gerückt hat. Es läßt daher tief blicken, besonders angesichts des im bewußtseinsprägenden Fernsehen in naturwissenschaftlichen Sendungen mit überlegenem Lächeln präsentierten, vom heutigen, nicht nur grenzwissenschaftlichen Forschungsstand aber längst überholten Nihilismus, wenn die jüngste, sehr allgemeinverständliche Publikation des Heisenbergschülers Hans-Peter Dürr, zuletzt leitend am Max-Planck-Institut für Physik in München tätig, den Titel trägt "Wir erleben mehr als wir begreifen - Quantenphysik und Lebensfragen". Dieses "Mehr Erleben als Begreifen" verweist eben auf das Transrationale, das, freilich als solches unbewußt, alle Bereiche unseres Daseins durchdringt - vom täglichen Leben angefangen - hier schon, aber noch in überwiegend materialistischer Interpretation in Medizin und Psychologie berücksichtigt - und dann weiter über Wissenschaft, Kunst und Moralität bis hin zur Religion, zum Heiligen und zum mystischen Erlebnis. Wer ist sich z.B. dessen bewußt, daß alle diesen Bereichen impliziten Qualitäten, die unsere Lebenserlebnis bestimmend prägen, sich in dieser ihrer Qualität jedem rationalen Zugriff entziehen? Und wer ist sich, eben auch als Wissenschaftler, dessen bewußt, daß es unsere transrationale Erkenntnispotenz ist, die uns befähigt, freilich in Abhängigkeit vom Sensibilitätsgrad des einzelnen, Wahrheit und zugleich Wahrheitsbeweis "wahr"zunehmen, transrational zu erleben, etwa dann, wenn wir die uns zutiefst bewegende, "wunder"bare transzendente Botschaft einer Mozartarie hören und dann erleben, daß die Qualität dieser "Wahr"nehmung alle wissenschaftlich-rationale Wahrheit lichtjahreweit hinter sich läßt? Und es war Kant, der Kritiker der "reinen Vernunft", den das Transrationale, das in Mystik, Kunst, Moralität erfahrbare Wahrheitserlebnis veranlaßte, die praktische Philosophie, also die Ethik, über die theoretische Vernunft zu stellen und die von dieser theoretischen Vernunft rational nicht beweisbare Freiheit, Unsterblichkeit und Existenz Gottes als Postulat, als vernünftige Forderung zu formulieren, vernünftig deshalb, weil sich diese Postulate der begrenzten Reichweite rationaler Erkenntnis bruchlos transrational anschließen, aus dieser Begrenzung geradezu logisch hervorgehen. Weshalb Kant auch zugleich den Primat dieser praktischen, also sittlichen Vernunft formuliert, weil diese weitaus mehr als die theoretische Vernunft unserem Leben Rückhalt und Ziel zu geben in der Lage sei. Der postmaterialistische Epochenbruch hat dann Kants Postulate auf dem Gebiet der grenzwissenschaftlichen, v. a. der postmortalen transkommunikativen Daten eindrucksvoll mit Inhalt gefüllt.

Der postmaterialistische Epochenbruch hängt ganz elementar mit dem Beginn der Weltraumfahrt zusammen, die den Grund gelegt hat für die, wenn auch noch sehr zögernde, Entwicklung eines kosmischen Lebensbewußtseins der Menschheit. Hören wir hierzu den amerikanischen Mondastronauten Edgar Mitchell von "Apollo 14" (zitiert in dem Buch von Frank White "Der Overview Effekt, 1989, S. 266): "Der Flug in den Weltraum, das Loslösen von der Erde und ihr Anblick aus einer anderen Perspektive, diese Art explosiven Gewahrseins..., diese bleibende Sorge und das Mitgefühl für das Wohlergehen unseres Planeten, alles das wird unsere Wertvorstellungen und unsere Weltanschauung unmittelbar beeinflussen ... Die Metaphysik muß das Wertesystem schaffen, mit dem wir die Technologie des 20. Jahrhunderts lenken. Noch haben wir es nicht, doch es muß bald kommen, sonst wären wir ein steuerloses Schiff im Ozean." Nach seiner Rückkehr nahm er sich vor, Wissenschaft und Religion zu verknüpfen. So gründete er 1972 das IONS (Institute of Noetic Sciences) in Kalifornien zu wissenschaftlich-spirituell ausgerichteter Bewußtseinsforschung.

Vergegenwärtigen wir uns nun einmal kurz im Zusammenhang mit Mitchells Weltraumerlebnis, was auf unser de facto immer noch "geozentrisches" Weltbild, also auf unser sehr schlichtes Bewußtsein zukommt, wenn Daten wie die folgenden den nächsten Generationen gegenwärtig sein werden: Wie wir aus Frank Whites erster interdisziplinärer Auswertung von zwanzig Jahren Weltraumfahrt erfahren, haben die beiden Astrophysik-Professoren Carl Sagan und Iwan Schklowski aus gründlichen Berechnungen gefolgert, daß es allein in unserer Galaxis zwischen 50 000 und 1000000 Zivilisationen geben muß, die beträchtlich höher entwickelt sind als unsere eigene, und zwar als Folge des durch den Abstand vom galaktischen Zentrum bedingten späteren Entstehungsdatums unseres Sonnensystems. Und es scheint nach ihnen eine gesicherte Annahme, daß ein gewisser Prozentsatz dieser Zivilisationen sich mit anderen verbunden hat, so daß eine galaktische Zivilisation entweder bereits besteht oder sich entwickelt. An dieser Stelle sollte man sich - gerade im Hinblick auf die wahrhaft "unumkehrbare" Entwicklung in Richtung kosmischen Welt- und Lebensbewußtseins - vergegenwärtigen, daß die Milliarden Galaxien mit ihren im Durchschnitt pro Galaxis 500 Milliarden bis zu einer Billion Sonnen nicht die höchste hierarchische Ordnung in unserer Raumzeitblase sind, sondern daß man inzwischen Galaxienhaufen entdeckt hat und schließlich sogar Haufen von Galaxienhaufen. An dieser Stelle zitiere ich ein Datum, das wegen seiner Herkunft aus einer ausgesprochen ökonomistisch-finanziell und zweifellos materialistisch-nihilistisch orientierten Zeitung, der F.A.Z., besonders beachtet zu werden verdient, wenn nämlich dort die Besprechung eines Buches ("Leben im Universum") des amerikanischen Physikers Fred Adams Platz findet, in dem die bedeutungsvollen Worte zu lesen sind: "Manches spricht dafür, und auch Adams vertritt diese Meinung, daß das Universum nur Teil eines Multiversums ist, in dem viele Kosmen mit anderen Gesetzen entstehen." Hinzu kommt, daß die Einsteinsche Relativitätstheorie, genauer gesagt: jene Wissenschaftler, die sie durch ihre theoretischen Arbeiten ermöglicht haben, bereits das Tor zu jenen Dimensionen aufgestoßen haben, die jenseits der vierten liegen und damit letztlich in die paraphysikalischen, paranormalen Räume. Inzwischen liegt auch nach mehreren lückenhaften Entwürfen eine auf den aktuellen Daten aufbauende 12-dimensionale einheitliche Quantenfeldtheorie von Burkhard Heim und Walter Dröscher vor, die den mikro- und makrophysikalischen Realitätsraum unter Einschluß paranormaler Phänomene umfassend in einem einheitlichen feldtheoretischen Zusammenhang darstellt. Freilich ist in weiten Bildungsbereichen nicht einmal die Relativitätstheorie in das allgemeine Bildungsbewußtsein gedrungen, so daß z.B. Zeitreisen sich diesem Bewußtsein noch immer als „science fiction" darstellen, was sie überhaupt nicht mehr sind. Ich sage es ganz deutlich: Wer sich vergegenwärtigt, daß heute technikbegeisterte Knirpse hochtechnologische Instrumente wie Computer samt Zubehör bedienen können, von denen nicht einmal die irdischen Machthaber der ersten Hälfte des 20. Jahrhunderts träumen konnten, gar nicht zu reden von Napoleon oder gar Julius Caesar, der begreift, was heute, freilich im Verborgenen, bereits Realität ist, bis hin zu Zeitreiseexperimenten und dem „Chronovisor", jenem unglaublichen „Vergangenheitsfernseher", an dessen Konstruktion namhafte Wissenschaftler, unter ihnen Nobelpreisträger und auch Wernher von Braun beteiligt waren. Näheres kann man in Professor Senkowskis bereits erwähntem Buch „Instrumentelle Transkommunikation" nachlesen.

Verwirrend, aber höchst aufschlussreich für das Verständnis der neuen hochthematischen Bewusstseinsphysik sind die Phänomene der Quantenphysik, die aus der zur Jahrhundertwende von Max Planck begründeten Quantentheorie hervorgegangen ist, eine Physik, in der die klassischen Regeln der zweiwertigen Logik nicht mehr gelten. Hier blicken wir in die vielleicht wichtigste Quelle der postmaterialistischen Bewußtseinsphysik. „In der Welt der Elementarteilchen", schreibt Hoimar von Ditfurth in seinem absoluten Jahrhundertbuch „Innenansichten eines Artgenossen" (S. 386 ff.), „die gar keine 'Teilchen' in dem uns geläufigen Sinne mehr sind, geht es seltsam zu. Wer den Versuch macht, sie geistig zu betreten, kommt sich rasch vor wie 'Alice in Wonderland'. Die 'Teilchen'... führen eine Art Schattendasein, aus dem sie erst zu konkreter Existenz auftauchen, wenn ein Physiker sie mit seinem Instrumentarium zu beobachten beginnt. Die Quantenphysiker haben sich allen Ernstes zu der Ansicht durchgerungen, daß ein Elektron (oder Photon oder Meson oder jedes andere Elementarteilchen) erst in dem Augenblick zu existieren beginnt, in dem ein menschlicher Beobachter nach ihm sucht. Aber der Beobachter entscheidet nicht nur über die 'wirkliche' Existenz des Elementarteilchens. Er entscheidet durch die Art seiner Beobachtung auch über die Form, in der es in der realen Welt auftaucht, solange er es im Auge behält. (Entzieht er ihm seine Aufmerksamkeit, so fällt es wieder zurück in ein geheimnisvolles, nur noch mathematisch beschreibbares Zwischenreich, in dem unsere Begriffe von Realität nicht mehr gelten.)" Je nach Instrumentarium treten diese „Teilchen" entweder als „Wellen", also Interferenzmuster, oder als konkrete Korpuskeln auf, ganz abgesehen davon, daß diese „Teilchen" in beiden Formen gleichzeitig auftreten können, ein „Gipfel quantenphysikalischer Dunkelheit", wie Ditfurth schreibt. Diese quantenphysikalischen Phänomene führen zu faszinierenden Denkmöglichkeiten, vor denen sich die in diesen Bereichen arbeitenden Physiker auch nicht mehr fürchten. Wahrhaft schwindelerregend werden die Perspektiven, wenn man, schreibt Ditfurth, „die Möglichkeit einbezieht, daß die Abhängigkeit der Realität eines beobachteten Objektes von der Tatsache seiner Beobachtung auch auf makrophysikalischer Ebene gelten könnte." Und diese Dinge sind heute in der hochthematischen „Vor-Ort-Bewußtseinsphysik" ganz reale Forschungsthematik.

Nehmen wir das in den letzten Minuten Gesagte in den Blick, so stellen wir fest, daß die Quantenphysik in dem unsere wahrnehmbare Realität, unsere hiesige Welt fundierenden Elementarteilchenbereich durch das ganz konkret und experimentell beobachtbare physikalische Wechselwirkungsverhältnis von erkennendem Subjekt und dem Objekt das jahrhundertealte rationale Denkmuster, das auf einer strengen T r e n n u n g von Subjekt und Objekt beruhte, in Richtung auf ein integratives, holistisches, also ganzheitliches, Subjekt und Objekt einschließendes Denkmuster kurskorrigiert hat, das auch den – z.B. bei Burkhard Heim bereits stattgehabten – Einschluß sog. „paranormaler" Phänomene ermöglicht. In jedem von uns, die Tiere eingeschlossen, aber natürlich auch die Pflanzen und die übrige Natur, wird jetzt in der Tat jener vielzitierte „göttliche Funke" sichtbar, was sich unweigerlich auf die weitere Entwicklung unseres Gottesbildes auswirken wird. Carl Friedrich von Weizsäcker hat sich in seinem Buch „Der Garten des Menschlichen" (1977) im Zusammenhang mit der Quantenphysik diesem holistischen Denken angeschlossen, wenn er sagt: „Vielheit ist letztlich nicht wahr... Wenn es überhaupt eine letzte Wirklichkeit gibt, so ist sie Einheit." Und er meint die Einheit in Gott, wenn er sagt: „Aber es ist wahr, was die Christen wie die Hindus lernen, daß wir unseren Nächsten nicht wahrhaft lieben können, wenn wir ihn nicht in Gott lieben." (a.a.O. S. 185/186). Hier sollte auch Werner Heisenberg zitiert werden mit seinen Worten: „Der erste Schluck aus dem Becher der Naturwissenschaften macht zum Atheisten. Aber auf dem Grunde des Bechers wartet Gott."

Wie sehr die sog. grenzwissenschaftliche Forschung sich zu entwickeln beginnt, zeigen nicht nur die zahlreichen weltlichen Forschungseinrichtungen dieser Art. Ich nenne als Beispiel nur das PEAR-Institut (Princeton Engenearing Anomalies Research) an jenem Ort, wo Einstein einst lehrte, sondern nicht zuletzt die Lehr- und Forschungseinrichtung für Klinische Psychologie und Paranormologie an der Päpstlichen Lateranuniversität, gegründet 1968. Wie sehr sich die Katholische Kirche diesem Erkenntnisbereich geöffnet hat, geht aus einem Artikel von Père François Brune in der Zeitschrift „Parasciences & Transcommunication", Nr. 29, 1997, S. 41-44 hervor, wo der Benediktiner zusammenfaßt: „Das Phänomen (er meint die instrumentelle Transkommunikation in Gestalt von Tonbandstimmen, direkten elektroakustischen Stimmen, Transcomputertexten, bewegten und unbewegten Transvideobildern) existiert, Kommunikation mit dem Jenseits ist möglich, ihre Durchführung ist legitim, sei es aus wissenschaftlichen Gründen, sei es im Fall von Menschen, die nach dem Verlust eines geliebten Wesens verzweifelt sind oder auch um Ratschläge zu erhalten. Einschränkungen ergeben sich aus der notwendigen Beachtung der Kritikfähigkeit." Für das 1931 verstorbene amerikanische elektrotechnische Genie Thomas Alva Edison wäre ein Traum in Erfüllung gegangen, wenn man an diese seine Worte (eingangs bei Ernst Senkowski zitiert) denkt: „Ich habe eine Zeitlang über eine Maschine oder ein Gerät nachgedacht, das von Persönlichkeiten bedient werden könnte, die in einen anderen Existenzbereich oder in eine andere Sphäre hinübergegangen sind. Ich glaube, wenn wir einen wirklichen Fortschritt in der psychischen Forschung machen sollen, müssen wir das in wissenschaftlicher Weise mit wissenschaftlichen Geräten tun." Diese Entwicklung ist seit mehr als einem halben Jahrhundert in vollem Gange und hat zu stupenden Resultaten geführt, die allerdings den meisten Menschen unbekannt sind, genauer gesagt: von den Massenmedien vorenthalten werden, obgleich sie sich seit einigen Jahren allmählich für diese Thematik zu öffnen beginnen.

Ich fasse die wichtigsten Daten des Überganges vom materialistisch-nihilistischen Monismus zum postmaterialistischen Holismus noch einmal kurz zusammen: Es sind dies die Quantentheorie bzw. Quantenphysik und ihre Weiterentwicklung bzw. Ausbreitung auf andere Disziplinen; der Übergang vom dreidimensionalen Denken in der Makrophysik zum 3D-Plusdenken in der 4D-Relativitätstheorie; die Entstehung der instrumentellen Transkommunikation – und zwar im Physiklabor der Katholischen Universität Mailand, als Padre Gemelli dort am 17. 9. 1952 die Stimme seines verstorbenen Vaters unabsichtlich auf Tonband aufzeichnete – und ihre eindrucksvolle, von fundierter wissenschaftlicher Analyse und stupenden Resultaten begleitete Weiterentwicklung – ich denke hier in erster Linie an das bahnbrechende, bereits zitierte Werk von Ernst Senkowski, 4.Auflage 2000 -; die bereits erwähnten gravierenden experimentellen Beweise der Körperunabhängig-keit des Bewußtseins, zu ergänzen durch die faszinierenden Out-of-body-Erlebnisdaten in den Büchern von William Buhlman; die Mängel der bisherigen mikro- und makrophysikalischen Theorien – von Planck und Einstein und u. a. die Twistortheorie, die Grand-Unification-Theorie, die Supergravita-tionstheorie, die Superstringtheorie – auf dem heutigen Datenstand fehlerfrei überholende 12-dimensionale einheitliche Quantenfeldtheorie von Burkhard Heim und Walter Dröscher, eine Theorie, die erstmals die „Strukturen der physikalischen Welt und (!) ihrer nichtmateriellen, also paranormalen Seite" behandelt (Ich verweise hier auf Wolfgang Ludwig, Die erweiterte einheitliche Quantenfeldtheorie von B. Heim, 2. A. Innsbruck 1999); der –nach der Beseitigung des geozentrischen Weltbildes durch das heliozentrische – Übergang der hochthematischen Vor-Ort-Physik vom schulphysikalischen Ein-Universum-

Weltbild zum hyperphysikalischen Multiversum-Denken; die Beseitigung des „Primates" der Kausalität – man denke hier u. a. auch an die Gottesbeweis-versuche der rationalen Theologie – durch die Kategorie der Wechselwirkung im Rahmen eines zunehmend ganzheitlichen Denkens als Folge der Quantentheorie bzw. der Quantenphysik und des sich aus ihnen ergebenden Subjekt-Objekt-Wechselwirkungsverständnisses; das heißt, im Blick auf die postmaterialistische Gesamtentwicklung, das Austreten aus der Sacksgasse des nihilistisch-monis-tischen Altpartikelmaterialismus und –mechanismus und Übergang zu einem Partikel und Welle verbindenden quantenphysikalisch-feldtheoretischen Denken, das im grenzwissenschaftlichen Bereich in ein – das Seiende als immaterielles Drittes jenseits von Partikel und Welle auffassendes – sozusagen geistfeld-theoretisches Denken einmündet, welches das Seiende als Bewußt-Seiendes sieht und im Rahmen der hyperphysikalischen Theorien unsere Seinsebene überschreitende, transevolutionäre Prozessualitäten erkennbar macht.

Interessant ist in diesem Zusammenhang, daß schon Einstein die Materie als eine andere Erscheinungsform von Energie und umgekehrt betrachtet hatte. In der heutigen postmaterialistischen bewußtseinsphysikalischen Diskussion über die Wechselwirkungen zwischen Bewußtseinsfeldern und physikalischen Feldern wird Bewußtsein als einer übergeordneten Dimension zugehörige höchstfrequente „Materie" aufgefasst, die mit abnehmender Frequenz in unserem Seinsbereich in den uns bekannten Energieformen und schließlich als grobstoffliche Materie in Erscheinung tritt. Für den Physiker John Wheeler von der Universität Texas ist das Universum „letztendlich nicht aus Materie und Energie aufgebaut, sondern besteht aus reiner Information". Daß diese Auffassung – wie auch immer im einzelnen theoretisch oder experimentell begründet – freilich auch keine Letzterkenntnis sein dürfte, ja, eigentlich nicht sein kann, liegt am Charakter der „Welt" als eines offenen Systems – als solches bietet sie sich jedenfalls auf unserer Seinsebene dar -, eines Systems, das schon die materialistisch-monistischen Letzterklärungsversuche, wie sie mir noch aus meiner Schulzeit in Gestalt der „kurz bevorstehenden" partikelmaterialistischen Endlösung aller Welträtsel vor Augen stehen, im weiteren Verlauf des 20. Jahrhunderts durch explosiv anwachsende Forschungsdaten ad absurdum führte; denn es wurde offenkundig, daß die erkenntnisrelevante Datenmenge nicht etwa in Richtung auf einige wenige Restdetails schrumpfte – wie offenbar auch die eingangs erwähnten materialistischen Hirnphysiologen zu glauben scheinen -, sondern anwuchs und den Blick auf ein Vielfaches an bisher unbekannten Problemen öffnete. Dies wiederum hatte zur Folge, daß gerade durch die Erweiterung unseres Wissens die Winzigkeit unserer Realitätsausschnittswahrnehmung viel klarer als bisher zu Tage trat und, nicht weniger paradox anmutend, nun gerade durch den Umweg über den gescheiterten materialistischen Immanentismus, d.h. das Diesseits als einzige Realität sehenden Glauben, der sich für ein Wissen hielt, das „Dahinter", das ehemalige „Jenseits" nicht mehr als Phantasieprodukt, sondern als ein zwar en detail Unbekanntes, aber sehr Reales wahrgenommen zu werden begann. Hinzu kommt, daß der durch die instrumentelle Trans-kommunikation in Tausenden von Transkontakten – Beispiele nachlesbar in Senkowskis Buch – sichtbar gewordene und zweifellos ebenfalls nur winzige Transweltausschnitt begrifflich unüberschreitbare Kommunikationsgrenzen erkennen lässt. Aber auch wenn schon in naher Zukunft die bereits heute mög-lichen, weil aufgrund aktueller Erkenntnisse mit allen physikalischen „Gesetzen" (die ja keine wirklichen „Gesetze" sind) zu vereinbarenden Zeitreisen zur selbstverständlichen Forschungspraxis gehören sollten, wird sich das Daten-paradox mit größter Wahrscheinlichkeit nicht aufheben, sondern eher noch verstärken. Wer sich mit dieser Thematik nicht näher befaßt – und das sind wohl die allermeisten Menschen -, den wird es erstaunen, wenn er erfährt, daß heute weltweit namhafte Gelehrte im hyperphysikalischen Forschungsbereich tätig sind, wo z.b. die Hyperwelt- und Zeitreisethematik behandelt und die Frage möglicher Kontakte mit fremddimensionalen Wesenheiten nachweislich nicht nur theoretisch angegangen wird. Hier haben wir in der Tat ein irreal anmutendes, in Wirklichkeit aber bereits sehr reales Forschungsszenario vor uns, das den kosmischen Weltbildwandel sichtbar macht, ein epochaler Umbruch, an dem auch NASA-Mathematiker beteiligt sind, wenn sie unser „Heimatuniversum" als gigantische Projektion aus einem Hyperuniversum ansehen – ich verweise hier auf die wissenschaftsjournalistischen Berichte bei Ernst Meckelburg in dessen Buch „Jenseits der Ewigkeit", München 2000.

Wahrscheinlich ist es die natürliche, im hyperphysikalischen Sinne sozusagen seinsbereichstypische Blockade des Menschen gegenüber den Irritationen des Paranormalen, also v. a. gegenüber parapsychischen und paraphysikalischen Wahrnehmungen - eine sicherlich lebenswichtige Blockade, die nur unter bestimmten engen und bisher nicht ausreichend erforschten Bedingungen aufgehoben werden kann -, die bewirkt, daß auch viele Wissenschaftler die hochaktuelle hyperphysikalische Thematik, die ja auch mit der Paranormologie zusammenhängt, meiden oder aus Unwissenheit sogar als undiskutabel betrachten. Ich habe diese Verschlossenheit mehrfach erlebt, insbesondere bei Physikern, kann aber aufgrund meiner eigenen paranormalen, insbesondere paraphysikalischen und hyperphysikalischen Erfahrungen die in der hyperphysikalischen Diskussion vertretene Auffassung des Menschen als eines multidimensionalen Wesens – vielleicht der wichtigste humane Erkenntnisfaktor des 20. Jahrhunderts – völlig nachvollziehen. Zu diesen Erfahrungen gehört z.B. ein heute in der hyperphysikalischen Forschung behandeltes Erlebnis, daß ich mich im Traum lebhaft und anschaulich an dem sich gerade abspielenden Traumgeschehen vorangegangene Ereignisse erinnerte, wobei – nota bene! – weder der im sog. „Traum" gegenwärtige Prozeß noch der ihm – und zwar in der Erinnerung w ä h r e n d des Traumes – vorangegangene Prozeß auch nur den geringsten Bezug zu gegenwärtigen oder vergangenen Erlebnissen meines jetzigen bzw. hiesigen Lebens erkennen ließen. Hochinteressant daher auch die für mich so eindrucksvollen Traumbegegnungen mit Menschen, die mir im Traum völlig vertraut waren, in der Erinnerung an den Traum im anschließenden Wachzustand aber absolut unbekannt. Hat der Mensch, was heute in der grenzwissenschaftlichen bzw. hyperphysikalischen Diskussion thematisiert wird und was für seine Multidimensionalität spricht, in bestimmten sog. Träumen, die gar keine Träume im üblichen Sinne sind, die Fähigkeit, andere Welten, „Parallelwelten" aufzusuchen? Auch letztere Thematik längst Thema der postmaterialistischen Forschungsdebatte.

Was für ein Bild, was für Perspektiven ergeben sich – freilich nicht nur aus meiner Sicht – aufgrund der heute vorliegenden Daten des anhebenden postmaterialistischen Zeitalters, dessen Profil ich wirklich nur andeutungsweise, aber, wie ich hoffe, dennoch deutlich darzustellen versucht habe? Nun, wenn es keine vernünftigen Zweifel mehr daran geben kann, daß unsere Welt, unser „Heimatuniversum" sozusagen, ein offenes, in allen seinen Teilen über sich selbst in ein Multiversum und weiter in ein uns noch weitgehend unbekanntes „Dahinter" hinausweisendes System ist, dann gilt dies natürlich auch für den Menschen – freilich nicht n u r für den Menschen – mit seinen rational-transrationalen und schließlich transevolutionärem Potenzen. Wir sind eben –

und dies heute klar erkennbar – mitnichten – wie dies der Physiker Frank Tipler von der Universität New Orleans in seinem Buch „Physik der Unsterblichkeit", München 1994, Seite 25 – kritisch auf den postmaterialistischen Punkt bringt – „mechanistische Marionetten blinder unpersönlicher Kräfte und deterministischer Naturgesetze... und wenn wir sterben, dann sind wir tot; das war´s dann." Die vergangenen Jahrzehnte des beginnenden postmaterialistischen Zeitalters haben vielmehr durch fundierte hochthematische Forschungsdaten in überzeugender Weise deutlich gemacht, daß der Mensch zwar in der Tat inmitten von Milliarden Galaxien fast ein totales Nichts ist – und zwar ganz im Sinne der in den Massenmedien und auch von vielen (aber eben nicht allen!) Naturwissen-schaftlern aus Unkenntnis oder Verdrängung des postmaterialistischen For-schungs- und Diskussionsstandes geradezu penetrant vertretenen materialis-tisch-monistischen Weltauffassung -, ein fast totales Nichts, aber eben nur oberflächlich gesehen, also quantitativ-biophysikalisch, keineswegs jedoch als psychisch-geistige, in ihrer Substanz TRANSQUANTITATIVE Wesenheit, die jeden molekularbiologischen Letzterklärungsversuch ad absurdum führt. Vielmehr wird im Blick auf die Resultate der postmaterialistischen, grenzwissenschaftlich aufgeschlossenen Forschung und nicht zuletzt angesichts der faszinierenden instrumentell-transkommunikativen Daten die Verwurzelung des menschlichen Wesens, freilich nicht nur des menschlichen, in Transbereichen immer unabweis-barer, wird dadurch seine raumzeitüberschreitende geistig-spirituelle Reichweite erklärbar, die eben auf jene transevolutionären Potenzen verweist, die, aus-gehend von den Fragen nach unserem Woher, Wohin und Wozu, den spirituellen und wissenschaftlichen Entwicklungsprozeß der Menschheit herbeigeführt haben, ausgehend eben von jenen Fragen, die auch am Beginn der europäischen Philosophie, der griechischen, und damit der beginnenden Wissenschafts-geschichte gestanden haben.

Ich resümiere: Die – theologisch gesprochen – Schöpfung, wie sie uns heute in Vergegenwärtigung der revolutionären postmaterialistischen Vor-Ort-Forschung bewußt wird – wenn wir denn hinschauen –, und dieses Bewußtwerden wandelt uns im Innersten, diese Schöpfung ist im wahrsten Sinne des Wortes u n e n d l i c h größer, komplexer, phantastischer als in früheren Zeiten selbst in den kühnsten Träumen vorgestellt. Unser gigantisches „Heimatuniversum" sehen wir heute als Teil eines aus wie auch immer miteinander verkoppelten, ineinander verschachtelten Seinsebenen bestehenden Superkosmos, eine Seins-struktur, die somit auch eine Neudefinition von Immanenz und Transzendenz erforderlich macht. Hierbei ist diese Welt so geartet, daß sie uns – ein gravierender, großartiger Tatbestand – offenkundig in unserer hiesigen Existenz nicht auf irgendwelche sich ständig mehr, sondern mit spürbarem Nachdruck auf konstante, im Kern stets gleichbleibende Fragen hinweist und daß sie in all ihrer ungeheuerlichen Vielfalt über sich hinausweist, damit zugleich bewußt machend, warum wir uns als begrenzten Intellekt, als intellectus finitus wahrnehmen, den Burkhard Heim in seiner 6- bzw. 12-dimensionalen einheit-lichen Quantenfeldtheorie im Hyperraum verortet. Schon die bisher nur ein knappes Jahrhundert umfassende Anfangsphase des neuen postmaterialis-tischen Zeitalters hat mit ihren Forschungsdaten jedem hinsehenden Zeit-genossen mit ungeheurer Wucht die im Dahinter verborgene uner"meß"liche, sich allen Maßstäben entziehende Intelligenz erkennbar und die undurch-dringliche Tiefe, ja, Heiligkeit des Mysteriums SEIN bewußt gemacht. Das Dahinter erweist sich so als eine, eigentlich d i e Hauptkonstante der Zielrichtung menschlichen Denkens, ein Dahinter, das allenfalls im mystischen Erleben erfahrbar wird, aber nicht adaequat mitteilbar ist, weil es sich der begrenzten rationalen Begrifflichkeit entzieht. Und so sehe ich mich als Geisteswissenschaftler in meiner diesbezüglichen Lebens- und Denkerfahrung bestätigt von den folgenden Worten des Naturwissenschaftlers Hoimar von Ditfurth, welche die unseren Epochenbruch kennzeichnende „Konvergenz von Naturwissenschaft und Religion" – von welcher der Hamburger Physiker Pascual Jordan schon bald nach dem Zweiten Weltkrieg sprach – die Konvergenz von „Physik und Metaphysik" unmißverständlich dokumentieren (a.a.O. Seite 385/386): „Je eingehender man sich mit den Ergebnissen moderner naturwissenschaftlicher Forschung befaßt, um so klarer wird die Einsicht, daß das, was wir unsere `Welt` nennen, auf einem undurchdringlichen Geheimnis beruht. Daß sie aus sich selbst heraus nicht erklärbar ist. Daß es `hinter` ihr eine uns verborgene Wirklichkeit gibt, von der wir nur etwas ahnen, aber nichts wissen können. Wird hier durch moderne Forschung etwa nicht bestätigt, was der religiösen (Ditfurth sagt nicht „der konfessionellen") Deutung der Welt schon seit je als selbstverständlich galt?" Diesem Diktum entsprechen Albert Einsteins Worte, wenn er sagt: „Das Schönste, was wir erleben können, ist das Geheimnisvolle. Es ist das Grundgefühl, das an der Wiege von wahrer Kunst und Wissenschaft steht. Wer es nicht kennt und sich nicht mehr wundern, nicht mehr staunen kann, der ist sozusagen tot und sein Auge erloschen." Ich wünsche Ihnen eine gute Reise durch die transevolutionären Daseinsebenen!

RETHRA Verlag Neubrandenburg

Tel.: 0395-5667560 - Fax: 0395-5667564 - e-mail: Viktor.Harsch@lycos.de **www.rethra-verlag.de**
www.rethra-shop.de

Bestellungen bei Ihrem Buchhändler, schriftlich beim Verlag, per Fax, e-mail oder per internet-shop. Beachten Sie bitte unsere AGB (vgl. www.rethra-shop.de).

Flugmedizinische Reihe:

Band 1: Nathan Zuntz (1912): Zur Physiologie und Hygiene der Luftfahrt.
Reprint v. 1912, 74 Seiten, € 14,50. ISBN: 3-937394-11-7
Band 2: Hermann von Schrötter: Hygiene der Aeronautik und Aviatik.
Reprint v. 1912, 220 Seiten, € 26,00. ISBN 3-937394-12-5
Band 3: Viktor Harsch: Das Institut für Luftfahrtmedizin in Hamburg-Eppendorf
(1927-1945). 1. Aufl. 2003, 80 S., 13,80 €. ISBN 3-937394-13-3
Band 4: Viktor Harsch: Leben, Werk und Zeit des Physiologen Hubertus Strughold
(1898-1986). 1. Aufl 2004, 188 S., 19,80 €. ISBN 3-937394-14-1
Band 5: Viktor Harsch: Sanitätsflugbereitschaften der Luftwaffe (1939-1945).
Ein Beitrag zu den Anfängen des Lufttransportes Kranker und Verwundeter in Deutschland. 1. Aufl. 2005, 147 S., 17,80 €, ISBN 3-937394-18-4

Geschichte der Medizin, Naturwissenschaften und Technik:

Band 1: Joerg Draeger, Viktor Harsch (2004): Geschichte der Perimetrie.
1. Aufl. 2004, 107 S., 15,80 €, ISBN 3-937394-15-X
Band 2: Joerg Draeger , Viktor Harsch et. al. (2006): Die Bedeutung der optischen Signalgebung für die modernen Verkehrsarten – Strassenverkehr / Seeverkehr / Luftverkehr / Bahnverkehr. 1. Aufl. 2006, 124 S., 17,80 €, ISBN 3-937394-19-2

Edition „Meta-Wissen":

Band 1: T. Busse (Hrsg.): Kann es gelingen, innerhalb eines Systems aus Raum und Zeit zu einer 'Gesamtschau der Dinge' zu gelangen? 1. Aufl., 503 S., 35,80 €, ISBN 3-937394-16-8

Demnächst im Rethra-Verlag:

J. Draeger et al.: Tonometrie. 1. Aufl. 2006, ca. 120 S., 17,80 €, ISBN 3-937394-17-6.
Voraussichtliche Erscheinungstermin Herbst 2006.

Rethra Verlag und Hobby GbR Neubrandenburg
USt-IdNr/VAT REG Nr. DE228775422
Steuer-Nr. 072/155/10225
Gesellschafter: Dr. med. Viktor Harsch und Dipl. Kauffrau Kathleen Harsch

Bankverbindung:
Deutsche Ärzte- und Apothekerbank
BLZ 57060612
Konto 4885996
IBAN DE 46 3006 0601 0004 8859 96
BIC (Swift Code) DAAEDEDD